Questões do humano na contemporaneidade

CIP-BRASIL. CATALOGAÇÃO NA PUBLICAÇÃO
SINDICATO NACIONAL DOS EDITORES DE LIVROS, RJ

Q54

Frazão, Lilian Meyer
   Questões do humano na contemporaneidade : olhares gestálticos / organização Lilian Meyer Frazão. – São Paulo : Summus, 2017.
   104 p.

   Inclui bibliografia
   ISBN: 978-85-323-1072-9

   1. Gestalt-terapia. 2. Psicologia. I. Frazão, Lilian Meyer.

17-42073
                                        CDD: 616.89143
                                        CDU: 159.964.32

www.summus.com.br

Compre em lugar de fotocopiar.
Cada real que você dá por um livro recompensa seus autores
e os convida a produzir mais sobre o tema;
incentiva seus editores a encomendar, traduzir e publicar
outras obras sobre o assunto;
e paga aos livreiros por estocar e levar até você livros
para a sua informação e o seu entretenimento.
Cada real que você dá pela fotocópia não autorizada de um livro
financia o crime
e ajuda a matar a produção intelectual de seu país.

Questões do humano na contemporaneidade

Olhares gestálticos

LILIAN MEYER FRAZÃO (org.)

summus
editorial

QUESTÕES DO HUMANO NA CONTEMPORANEIDADE
Olhares gestálticos
Copyright © 2017 by Lilian Meyer Frazão
Direitos desta edição reservados por Summus Editorial

Editora executiva: **Soraia Bini Cury**
Assistente editorial: **Michelle Neris**
Projeto gráfico: **Crayon Editorial**
Capa e diagramação: **Santana**
Impressão: **Sumago Gráfica Editorial**

Summus Editorial
Departamento editorial
Rua Itapicuru, 613 – 7º andar
05006-000 – São Paulo – SP
Fone: (11) 3872-3322
Fax: (11) 3872-7476
http://www.summus.com.br
e-mail: summus@summus.com.br

Atendimento ao consumidor
Summus Editorial
Fone: (11) 3865-9890

Vendas por atacado
Fone: (11) 3873-8638
Fax: (11) 3872-7476
e-mail: vendas@summus.com.br

Impresso no Brasil

Sumário

PREFÁCIO 7

1. SER OU NÃO SER NA CONTEMPORANEIDADE: EIS A QUESTÃO 17
Lilian Meyer Frazão

2. BUSCA DO SENTIDO DO SER OU PERDA DA IDENTIDADE?
LIDANDO COM OS PADRÕES SOCIALMENTE IMPOSTOS 29
Maria Alice Queiroz de Brito (Lika Queiroz)

3. UM OLHAR GESTÁLTICO PARA ADIÇÕES: CONEXÕES E DESCONEXÕES 39
Selma Ciornai

4. O CORPO ENTRE VIRTUALIDADE E PRODUTIVIDADE:
EXPERIÊNCIA E CONTATO NA SITUAÇÃO CONTEMPORÂNEA 49
Mônica Botelho Alvim

5. QUANDO UM CORPO É *HUMANO*? CORPORALIDADES,
TECNOLOGIAS E A INTERFACE EU-OUTRO NA CONTEMPORANEIDADE 71
Claudia Baptista Távora

6. IMAGEM CORPORAL E O LUGAR QUE O CORPO
OCUPA NA CONTEMPORANEIDADE 85
Angela Schillings

Prefácio

> "Sócrates sabia que nada sabia e, com este nada saber,
> foi Sócrates o mais sábio dos homens."
> ALBERTO RAMOS[1]

> "Sabei que não canto somente prazeres, /
> Sabei que não gemo somente de amores."
> JUNQUEIRA FREIRE[2]

CONHECER NÃO É SABER. Conhecer é uma reserva, saber é uma entrega. Conhecer supõe acumular dados, informações; saber implica distribuir dados e informações. Conhecer é figura, nasce de necessidades, às vezes de uma relação ambígua organismo-ambiente; saber é fundo, é algo silencioso que habita o corpo à espera de se tornar um dado para a consciência. O conhecer é altivo, às vezes autossuficiente; o saber é humilde, não sabe que sabe ou sabe a própria ignorância. Existem *teorias do conhecimento* que se arrogam um conhecimento maior, o qual as credenciaria a julgar outros conhecimentos. Não existem *teorias do saber*, porque saber é uma ação no mundo, despretensiosa, à espera de ser qualificada não por outro saber maior, mas pela experiência e pela vivência do humano, no espaço-tempo do instante solicitante.

---

[1]. RAMOS, A. *Prosas de Ariel*. Rio de Janeiro: Ariel, 1936, p. 92.
[2]. FREIRE, J. *Poesias completas. Tomo II – Contradições poéticas*. Rio de Janeiro: Z. Valverde, 1944, p. 195.

Pois é, a contemporaneidade não tem dono, não tem cabeça; é acéfala, não *conhece* para onde vai, muito menos *sabe* o que é saber. Ela ficou assim porque é fruto de um conhecer soberbo e autoritário. Resolveu se libertar e perdeu o rumo, se perdeu. Pensa que *sabe* tudo, mas, de fato, não sabe. No entanto, *conhece* – e como conhece! Tem mil aplicativos em volta dela – e quanto mais skypes, facebooks, instagrams, fanpages, sites e blogues ela adquire, mais solitária e burra fica. Olha apenas para a frente; o passado é passado, ficou para trás. Não tem raízes, só copa. O futuro dirá se os ventos do amanhã vão apenas acariciar seus galhos e folhas ou se vão arrancá-los pela raiz. Mas a contemporaneidade precisa existir, pois tudo que nasceu deve continuar vivendo para completar seu ciclo e seu círculo. Até ela aparecer, passaram-se 300 anos. Antes, era a Modernidade. E que 300 anos! O conhecimento era tudo, era o rei, o papa, a Igreja, mandava e desmandava. Quem sabia, sobretudo as mulheres, corria o risco de ir para a fogueira. Vocês se lembram das bruxas de Salém e de Giordano Bruno, queimado na Piazza dei Fiori, em Roma? Pois é, eles sabiam. Ninguém podia saber – saber era um perigo, era privilégio de poucos. Por isto a contemporaneidade é necessária: veio para abrir os olhos do conhecimento, do conhecer pomposo, do consumismo abusivo, das verdades triunfalistas, do capitalismo covarde e selvagem.

Como estou escrevendo sobre "questões do humano na contemporaneidade", farei uma comparação. O conhecimento é um isso, o saber é um tu. O isso não é ruim nem bom. Depende do olhar de quem olha para a realidade fora dele. Se ele olha o fora só com os olhos dos olhos, está no mundo falacioso do conhecer, do conhecimento. Olha e não vê. Aliás, Jesus, o Cristo, falou da turma que olha e não vê, escuta e não ouve. Esse "isso", essa atitude "humana" baseada na adjetivação do outro, da realidade é como um conhecimento lançado aos porcos – são pérolas lançadas ao vento. De nada servem. O saber, entretanto, é um Tu. Ele simplesmente, olha, ouve, toca, cheira, testa e para aí. Não critica, caminha com o outro, vai com ele de forma serena. Vive uma amorosa *epoché*. Se pergunta, responde, *descreve*; se não pergunta, deixa que o outro encontre por conta própria o que procura. Assim, a contemporaneidade, paradoxalmente, veio para humanizar o isso, veio para dar ao Tu a oportunidade de aparecer, de sorrir, de dizer "sei" sem o perigo de ser queimado ou de ter uma pedra ao pescoço, de ser lançado ao rio à espera de um milagre que o pudesse salvar.

"Questões do humano na contemporaneidade"? Mas o que é o humano? Vocês já ouviram falar de "tese, antítese, síntese". Pois é, estamos agora nesse ponto da estrada, nesse ponto da história. A modernidade se caracteriza como "tese", a sabida; a contemporaneidade, como "antítese", o processo. E esperamos que a síntese seja a junção harmoniosa dos opostos tese e antítese, pela humanização de um mundo globalizado, em alta velocidade, do qual ainda não sabemos se sua cara, cara do mundo, chamada "hoje", será resultado de um ajustamento criador no qual o amor e o saber amoroso serão os novos mestres do amanhã.

Questões do humano na contemporaneidade – Olhares gestálticos. Olhares gestálticos olhando questões do humano na contemporaneidade é o título deste livro. E o que é um olhar gestáltico? É olhar uma rosa e ver uma rosa, receber um abraço e sentir um abraço, olhar um céu estrelado e ver nele apenas estrelas. Olhar gestáltico é ver a realidade assim como ela é, é olhar o outro e esperar que ele se manifeste a partir dele, assim como ele é, que ele se mostre a partir dele, que o corpo invente e se reinvente, como diz Mônica Alvim, e que sua carne se mostre como é, viva. E como olhar a contemporaneidade, por natureza ambígua e confusa, com essa neutralidade de quem apenas olha e descreve, sem se intrometer na natureza do objeto visto, entregue ao seu olhar?

Existem muitos modos de olhar a realidade, mas há dois olhares que me chamam a atenção: *o olhar de quem conhece e o olhar de quem sabe*. O primeiro é curioso, malicioso às vezes, apressado, proflector da pior qualidade. O segundo baixa os olhos, tenta ver com o coração, às vezes com a alma; é paciente, não briga com o dado, apenas o acolhe assim como ele se apresenta. O primeiro trabalha com o espaço, com quantidades; o segundo, com o tempo, com qualidades, e se coloca entre o espaço-tempo à espera do futuro que está apenas chegando, ama o presente transiente objetivo onde, de fato, o olhar se humaniza. Ali a pessoa se sente olhando, está a salvo da contemporaneidade.

Estou diante de um grupo de mulheres-autoras que sabem das coisas, pensam com a alma, escrevem com o coração e brindam-nos com pérolas verdadeiras.

Em "Ser ou não ser na contemporaneidade: eis a questão", Lilian M. Frazão escreve:

> No mundo contemporâneo, vivemos a era do parecer: parecer bonito, parecer inteligente, parecer rico, parecer poderoso, parecer sarado e, às vezes até, parecer feliz. Estamos num universo de simulacros. A cada dia nos vemos socialmente impelidos a nos afastar da possibilidade de sermos, de

fato, o que somos. Encontramo-nos desenraizados de nossa condição humana, destituídos de nós mesmos.

"[...] desenraizados de nossa condição humana, destituídos de nós mesmos." Neste tempo, chamado contemporaneidade, escancaram-se os portões da realidade, a liberdade torna-se a chave mágica da felicidade e o "é proibido proibir" torna-se o simulacro, a divindade suprema do prazer.

Em a "Busca do sentido do ser ou perda da identidade? – Lidando com padrões socialmente impostos", Lika Queiroz pergunta:

> Como fica essa identidade quando o corpo se torna um objeto moldado por padrões externos que anulam sua singularidade, um corpo negado e torturado por introjetos sociais construídos com base em um padrão midiático do belo como magro e jovem? Tudo isso leva a ajustamentos criativos disfuncionais quando a imagem corporal real não corresponde àquela difundida na mídia e alimentada pelas redes sociais e academias.

"[...] um corpo negado e torturado pelos introjetos sociais [...]" Corpos negados e torturados pelos introjetos sociais em oposição à beleza de corpos que dançam a dança da vida levados pela música do vento, pelo barulho do mar, que em sua simplicidade se deixam moldar pela indeterminação e pelo acaso, que, silenciosamente, ressoam a linguagem do universo.

Em "Um olhar gestáltico para adições: conexões e desconexões", Selma Ciornais comenta:

Diante de desejos que acreditamos não ser possíveis de atender, diante de sensações, sentimentos e emoções desconfortáveis – e às vezes até desestruturantes –, recorremos a alívios conhecidos, mas que são também meios de dessensibilização e evitação. Lentamente, estes nos afastam de nossas sensações mais autênticas e delicadas e deixam-nos com um repertório empobrecido de formas de contato.

"[...] são também meios de dessensibilização e evitação [...] e deixam-nos com um repertório empobrecido de formas de contato." Eles conhecem esses caminhos, mas não sabem para onde vão. São como trens de alta velocidade, prazerosos, mas não deixam pistas sobre o retorno. Que bom que sempre existe a última estação!

Em "O corpo entre virtualidades e produtividade: experiência e contato na situação contemporânea", Mônica Botelho Alvim escreve:

A experiência é um acontecimento espaçotemporal que se inicia na fronteira, ou seja, quando do encontro com a novidade do mundo e do outro, dando início ao processo de contato como ajustamento criador. Nessa perspectiva, entendemos que é como sensação, percepção, gesto e movimento que o corpo se inventa e reinventa, também reinventando o mundo.

"[...] dando início ao processo de contato como ajustamento criador." A experiência, esta que não pode faltar, é de algum modo soberana. Encontra-se com a vivência e, como um eco, os tambores da existência começam a anunciar um novo nascimento: um corpo, em forma de criança, olha o mundo.

Em o "Quando um corpo é *humano*? Corporalidades, tecnologias e a interface eu-outro na corporeidade", Claudia Baptista Távora diz:

> Na contemporaneidade, cresce a proporção de possibilidades do que um corpo faz ou pode fazer – e daquilo que pode ser feito com um corpo ou a um corpo. Isso coloca a nós, psicoterapeutas, as perguntas: "O que torna um corpo propriamente humano?" "Que tipo de critérios se utilizam para definir saúde, beleza, coesão, integridade, autonomia e humanidade?" "Esses termos configuram critérios?" "É desejável ter critérios?"
>
> "[...] É desejável ter critérios?" Na contemporaneidade, vemos a vida e a humanidade se decompondo e recompondo, e os sentidos de si mesmo e de corporalidades se transmutando, inevitavelmente.
>
> "É desejável ter critérios?" Na contemporaneidade, desapegamos de nossos apegos, perdemos nossas certezas, tudo pode, nada surpreende. O corpo se decompõe e se recompõe a cada momento. Saúde, coesão, beleza... depende. Vivemos um permanente estado de dependência. A humanidade está à procura de sua humanidade.

Em "Imagem corporal e o lugar que o corpo ocupa na contemporaneidade", Angela Schillings ensina:

> O corpo produz ações significativas visando ao ajustamento criativo no meio. Quando transformamos nossa corporeidade em um simples corpo-objeto, de acordo com os ditames da mídia, estamos perdendo as âncoras de sustentação do *self* em expansão. Passamos a introjetar aquilo que o

mundo nos oferece sem discriminação e, consequentemente, sem capacidade de escolher; reside aí a inversão do afeto. [...]

"[...] reside aí a inversão do afeto [...]" Introjetar sem discriminar, escolher sem escolher. Resultado: mágoa, culpa, raiva, habitantes solitários da generosa alma do introjetor, que sente *ter* um corpo, e não *ser* um corpo. Uma solidão habitada, companheira de uma alma solitária à espera talvez do único remédio que pode fazê-la sentir que existe: um colo com cheiro de mãe.

Estas são mulheres sagradas. Seu olhar gestáltico nasce da humanidade que as habita. São contemporâneas da contemporaneidade. Seus olhares veem o horizonte.

Ser missionário em tempos de contemporaneidade é uma árdua tarefa, pois ser missionário implica acreditar em horizontes e caminhar firme na sua direção, mesmo que eles pareçam se afastar quando deles nos aproximamos. Missionário vem de *missus*, que, por sua vez, vem de *mittere*: mandar, ser enviado, ir atrás, superar fronteiras... árdua tarefa em tempos de contemporaneidade! Ser missionário é ser um pro-vocador (*pro-vocare*), chamar para a frente, é fazer-se presente, é se dar conta de que o " ir às coisas mesmas" se dá no encontro, na comunhão das diferenças, na vivência de um ajustamento criador entre dois peregrinos em busca de si mesmos.

Questões do humano na contemporaneidade – Olhares gestálticos! O humano não é produzido, não nasce de uma lógica. Brota, espontaneamente, da confluência amorosa entre a presença e o cuidado, entre o encontro e a inclusão de dois seres no mundo que simplesmente olham um para o outro.

Cada um destes capítulos é um olhar, é mais que um olhar: é uma configuração cheia, plena, na qual cada parte se imbrica uma na outra com tal harmonia e lógica que daí surge uma configuração, uma Gestalt teórica, uma síntese, um caminho novo, uma trilha que pode levar ao coração da contemporaneidade, fazendo que suas batidas soem como uma nova música, como um novo apelo chamado Esperança.

Estou assinando este prefácio no dia 13 de maio de 2017, momento em que, numa profética sincronicidade, faz 100 anos do fenômeno de Fátima, quando a Grande Mãe, Maria, aparece a três pastores na Cova da Iria, Portugal, e lhes confere a guarda de três segredos, cuja mensagem apontava para o início do que, depois, se convencionou chamar de contemporaneidade, tema deste novo livro.

E algum dia,
Não pararemos de sorrir,
Quando caminharmos,
Flutuaremos,
E a luz jorrará de nossos olhos.
A interpenetração dos universos
Começou.[3]

"Olhares gestálticos"... Estamos a caminho.

Brasília, 13 de maio de 2017.
JORGE PONCIANO RIBEIRO, PH.D.

---

[3]. TOBEN, B.; WOLF, F. A. *Espaço-tempo e além*. São Paulo: Cultrix, 2006, p. 126.

1.
Ser ou não ser na contemporaneidade: eis a questão

Lilian Meyer Frazão

Joana tem 35 anos. É uma mulher bonita, elegante, bem-sucedida profissionalmente, ocupa um bom cargo numa grande empresa. Filha de uma doméstica e de um vendedor ambulante, sempre foi uma pessoa esforçada e obstinada, tendo-se sobressaído nos estudos e conseguido cursar faculdade pelos próprios méritos. Atualmente, mora com o namorado, de quem fala pouco.

Marcou o início da terapia duas ou três vezes, mas precisou desmarcar em virtude de necessidades de trabalho. Quando conseguiu vir, trouxe como principal demanda sua dificuldade de se relacionar com pessoas, o que a prejudicava profissionalmente. Sem amigos, raramente tem algum lazer, não cultiva hobbies e participa de pouca atividade social além do trabalho. Boa parte de suas noites e de seus fins de semana é ocupada com trabalho.

Joana focaliza em sua fala basicamente questões profissionais e insiste em me perguntar o que e como deve fazer para se relacionar com pessoas. O universo do humano lhe parece desconhecido e surpreendente. Acredita que haja regras que, uma vez seguidas, proporcionariam bons relacionamentos com outras pessoas.

Joana parece ser uma representante de boa parte dos jovens bem-sucedidos da atualidade que nos procuram na clínica. Pessoas que, desde muito cedo, são levadas a se preparar para um futuro de sucesso profissional. Esforçam-se para se encaixar nos padrões esperados e para tal aprendem inglês, praticam algum esporte, fazem uma faculdade, vestem-se de acordo com os ditames da moda, malham em academias, vivem de regime – pois sempre estão um ou dois quilos acima daquilo que os atuais padrões de beleza demandam. Conseguem empregos que lhes possibilitam ter um bom carro, usar roupas de marca, comer fora, vestir-se bem, adquirir os mais sofisticados bens de consumo, viajar etc. No entanto, sem que tenham *awareness*, vivem aprisionadas à sociedade de consumo, que as leva à ilusão de que ter coisas, possuir bens significa realizar-se como indivíduo. As condições oferecidas ao acontecer humano na pós-modernidade têm se mostrado bastante inóspitas.

A sociedade contemporânea estimula fortemente o ter em lugar do ser, e cada vez mais falta o suporte e o cuidado necessários para que possamos nos constituir como pessoas; são muitas as dificuldades e vicissitudes da vida para a constituição do ser, bem como as formas que estimulam e respaldam o não ser.

Vivemos um dilema cruel e desafiador: ser ou ter? Necessário e difícil coadunar as duas coisas, ter *awareness* de suas reais necessidades – sobretudo no âmbito do humano –, manter contato com o ambiente e fazer escolhas que possibilitem estabelecer individual e singularmente uma hierarquia de dominâncias que permita atender às demandas de cada um em relação a uma e outra coisa...

Utilizei, no título deste capítulo, o termo "SER" em maiúsculas, pois me refiro não ao simples sobreviver, ao passar pela vida sem registro, sem *awareness*, sem contato, sem apossar-se do sentido do seu viver... Refiro-me a ser real e plenamente, a se fundar como pessoa, apossar-se do sentido e do significado de sua vida (até onde isso seja possível) responsabilizando-se por aquilo que se é e se escolhe ser.

Para Laura Perls, o ser humano oscila entre estes dois extremos – o ser e o não ser, o que significa o ser ou o nada. A pessoa se encontra suspensa nessa polaridade, vive em um estado de tensão e angústia inevitáveis dos quais parece não conseguir escapar (Castanedo, 1994).

Neste ponto, faz-se necessário esclarecer que *ser* difere significativamente de *parecer*.

De acordo com Buber (*apud* Friedman, 1994), quando *sou* posso doar-me ao outro espontaneamente, sem me preocupar com a imagem que ele possa ter de mim. Ao *parecer*, a preocupação é com aquilo que o outro possa pensar de mim, o que resulta em gestos calculados para parecer espontâneo, sincero ou aceito. *Parecer* destrói a autenticidade da vida pessoa a pessoa.

No mundo contemporâneo, vivemos a era do parecer: parecer bonito, parecer inteligente, parecer rico, parecer poderoso, parecer sarado e, às vezes até, parecer feliz. Estamos num universo de simulacros. A cada dia nos vemos socialmente impelidos a nos afastar da possibilidade de sermos, de fato, o que somos. Encontramo-nos desenraizados de nossa condição humana, destituídos de nós mesmos.

Ser envolve o risco e a possibilidade de afastar-se do *parecer*, o que implica escolhas de acordo com a hierarquia de dominâncias de cada um; além disso, envolve não somente a inevitável angústia heideggeriana decorrente da incerteza que paira entre o nascimento e a morte, únicas certezas do nosso viver, mas também aquela que nos acomete a cada escolha e desvio das normas implícitas e amplamente estimuladas no mundo contemporâneo.

Qualquer escolha implica perda e incerteza, o que nos gera angústia – a qual, além de ser um sentimento pouco confortável, é absolutamente diferente e única em sua apresentação a cada um de nós. Segundo Safra (2004, p. 24):

> [...] a angústia revela as dimensões do sofrimento e da fragilidade humana. Não é um conhecimento que vem de uma aprendizagem ou pedagogia, mas sim do próprio fato de o ser humano ser lançado em meio à existência na busca das condições que possibilitem seu alojamento, mesmo que precário, no mundo com os outros.

Mais adiante, o autor (idem) acrescenta: "O homem se encontra na fragilidade do entre: entre o dito e o indizível, entre o desvelar e o ocultar, entre o singular e o múltiplo, entre o encontro e a solidão, entre o claro e o escuro, entre o finito e o infinito, entre o viver e o morrer".

Enfrentar essa angústia é terrível; evitá-la também o é. Deparar com ela implica *awareness* de nossas reais necessidades, poder hierarquizá-las, fazer escolhas, contatar nosso verdadeiro ser, confrontar nossa verdade, fundar-nos como pessoas e ter a possibilidade de passar da passividade e da introjeção a uma atuação que, por meio da assimilação, pode se tornar responsável e responsiva. Evitá-la, por seu turno, é também uma escolha infeliz, uma vez que aliena, acomoda-nos a um parecer, faz-nos obedecer, sem nos dar conta, às demandas sociais. Dessa forma, deixamos de nos fundar como pessoas reais e verdadeiras.

"Ser ou não ser, eis a questão." Essa frase, que se tornou clássica e conhecida de todos, foi dita por Hamlet na peça "A trágica história de Hamlet, príncipe da Dinamarca", de Shakespeare. Na verdade, na primeira edição da obra, publicada em 1603, a frase aparece ligeiramente diferente – mostrando-se ainda mais sugestiva e pertinente a este texto: "*To be, or not to be I, there's the point*" (Ser ou não ser eu, eis a questão). Infelizmente, a palavra "eu" acabou sendo omitida nas edições subsequentes.

Em resumo, a história é a seguinte: Hamlet era um príncipe dinamarquês querido por todos. Depois da morte do pai, a qual lhe causa muito sofrimento, sua mãe se casa com o cunhado Cláudio, irmão do marido falecido, que assim se torna rei da Dinamarca.

Certa ocasião, o fantasma do pai aparece para Hamlet e conta-lhe que não morrera de causa natural, mas fora assassinado pelo tio, visando, depois de casar com a rainha viúva, tornar-se rei. O pai pede ao filho Hamlet que vingue sua morte.

"Há algo de podre no reino da Dinamarca", diz Hamlet quando encontra o fantasma do pai, e passa a questionar se a mãe o manipulava e participara da trama contra o pai e se ele próprio não corria o risco de ser também eliminado.

Atormentado por esses pensamentos e angustiado diante da escolha de vingar a morte do pai e tornar-se um assassino ou ser conivente e covarde diante dessa realidade, Hamlet escolhe vingar a morte do pai.

Ofélia, seu grande amor, era filha do primeiro-ministro; temeroso de que por essa via seu plano chegasse aos ouvidos do rei, Hamlet decide, com sofrimento e pesar, abrir mão de seu romance com a jovem.

Enquanto espera por ela para lhe dizer que não a ama, Hamlet faz um rico e sugestivo monólogo no qual profere a famosa frase[1]:

HAMLET - Ser ou não ser, eis a questão.
Será mais nobre sofrer na alma
Pedradas e flechadas do destino feroz
Ou pegar em armas contra o mar de angústias
E, combatendo-o, dar-lhe fim?
Morrer; dormir;
Só isso. E com o sono – dizem – extinguir
Dores do coração e as mil mazelas naturais
A que a carne é sujeita; eis uma consumação
Ardentemente desejável. Morrer, dormir...
Dormir! Talvez sonhar. Aí está o obstáculo!
Os sonhos que hão de vir no sono da morte
Quando tivermos escapado ao tumulto vital
Nos obrigam a hesitar: e é essa reflexão
Que dá à desventura uma vida tão longa.
Pois quem suportaria o açoite
e os insultos do mundo,
A afronta do opressor, o desdém do orgulhoso,
As pontadas do amor humilhado,
as delongas da lei,

---

[1]. Tradução de Millôr Fernandes, disponível em: <http://super.abril.com.br/comportamento/hamlet/>. Veja também a linda interpretação de Daniel de Oliveira em: <https://www.youtube.com/watch?v=NzfkYW_UbfA>. Acesso em: 4 maio 2017.

A prepotência do mando, e o achincalhe
Que o mérito paciente recebe dos inúteis,
Podendo, ele próprio, encontrar seu repouso
Com um simples punhal?
Quem aguentaria fardos,
Gemendo e suando numa vida servil,
Senão, porque o terror de alguma
coisa após a morte –
O país não descoberto, de cujos confins
Jamais voltou nenhum viajante
nos confunde a vontade,
Nos faz preferir e suportar males que já temos,
A fugirmos para outros que desconhecemos?
E assim a reflexão faz todos nós covardes.
E assim o matiz natural da decisão
Se transforma no doentio pálido do pensamento.
E empreitadas de vigor e coragem,
Refletidas demais, saem de seu caminho,
Perdem o nome de ação.

Embora tenha sido escrita no início do século XVII, a peça aborda temas e conflitos que suscitam questionamentos que me parecem deveras atuais e pertinentes ao tema que abordo, ainda que sua natureza seja diferente.

Será mais nobre sofrer na alma
Pedradas e flechadas do destino feroz
Ou pegar em armas contra o mar de angústias
E, combatendo-o, dar-lhe fim?

Entendo que essa fala, na atualidade e metaforicamente, poderia se referir à vivência da angústia, enfrentá-la... pegar em armas contra o mar de angústias ou simplesmente evitá-la... morrer, dormir e, assim, fugir ao " tumulto vital".

> E com o sono – dizem – extinguir
> Dores do coração e as mil mazelas naturais
> A que a carne é sujeita.

Isso poderia se aplicar a deparar com a angústia (dores do coração) ou evitá-la.

> Preferir e suportar males que já temos,
> A fugirmos para outros que desconhecemos?

Trata-se da difícil escolha entre o ter e o ser. Os males do ter nos são, de certa forma, conhecidos, enquanto os do ser são, na atualidade, bastante desconhecidos, por isso mesmo angustiantes.

> Preferir e suportar males que já temos,
> A fugirmos para outros que desconhecemos?
> E assim a reflexão faz todos nós covardes.

Essa fala se aplica muito bem à já mencionada angústia que nos acomete a cada escolha e desvio das normas implícitas e amplamente estimuladas hoje para enfrentar o desconhecido que o ser de cada um envolve.

E é com esses conflitos que boa parte de nossos pacientes chega ao consultório. Estes impedem a pessoa de ser o que é e, em alguns casos, se fundem como pessoas.

Já em 1947, no livro *Ego, fome e agressão* (2002, p. 202), Perls referiu-se ao complexo de simulacro (traduzido para o português como "complexo de fantoche"), o qual "representa um impedimento sério ao desenvolvimento da personalidade, porque não satisfaz realmente a agressividade, mas a desvia de sua meta biológica, isto é, a satisfação da fome e a obtenção da restauração da integridade do indivíduo".

O contexto clínico e particularmente a Gestalt-terapia, por sua visão de homem sempre em interação com seu ambiente, oferecem-nos um espaço ímpar para esclarecer essas questões e lidar com elas a partir da e na relação terapêutica, na qual nossa humanidade pode encontrar e confirmar a humanidade do outro.

A presença e o olhar do outro são essenciais para que nos fundemos. Nosso existir demanda o testemunho do outro.

Há aqui questões profundas com as quais temos de lidar no exercício de nosso ofício: a impossibilidade de SER no mundo contemporâneo consumista e tecnicista, no qual encontramos poucas possibilidades para o alojamento do humano. Nossos pacientes não tiveram a possibilidade de se constituir como sujeitos da própria vida e, desse lugar, relacionar-se com seu ambiente usando sua singularidade, alteridade e humanidade (Frazão, 1999).

Essas pessoas não são (e talvez jamais tenham sido) vistas por outro em sua humanidade. Levinas (1988) assinala a importância do olhar do outro para que possamos nos fundar como pessoas, com abertura para o OUTRO (aqui também grafado em maiúsculas).

Esta talvez seja nossa tarefa e nossa função primordial na clínica: enxergar o outro. Não se trata simplesmente de vê-lo, nem mesmo de buscar apreendê-lo por meio de uma compreensão fenomenológica, mas, antes disso, de enxergá-lo como humano, acolhê-lo em sua angústia, alteridade e diversidade, bem como em sua singularidade existencial.

Além do olhar é preciso confirmá-lo, como nos mostra Buber (1979). Confirmação, como afirmei em outras ocasiões, não significa concordância. Ao contrário: se nossa função como psicoterapeutas é possibilitar a emergência da humanidade do paciente, às vezes é necessário discordar. Confirmar a pessoa não implica confirmar o que ela faz ou o que ela tem. Trata-se de confirmá-la como pessoa que é, com seus recursos e potencialidades. Discordar daquilo que o indivíduo *faz* pode significar, em determinadas situações, confirmar aquilo que ele é.

Dou um exemplo: tive um paciente que estivera em terapia comigo em duas ocasiões diferentes e, em virtude de minha mudança de endereço, perdera o contato comigo. Depois de certo esforço, conseguiu meu novo endereço e procurou-me para terapia, tendo como principal queixa o fato de não conseguir manter um relacionamento estável com uma mulher.

Esse paciente se encaixaria naquilo que Perls (2002, p. 201), como já vimos, chama de simulacro: "Tentam estabilizar qualquer relacionamento logo na primeira fase do contato; assim, podem ter centenas de relações, mas nenhuma se desenvolve numa amizade real".

Voltando ao exemplo: ainda que tenhamos feito inúmeros ajustes – no preço, no horário, na forma de pagamento, no dia de pagamento etc. – para tornar a terapia viável ao rapaz, ele sistematicamente descumpria o acordado. Realizamos três meses de terapia e, depois de constatar que mais uma vez ele descumpriria o acordo referente ao pagamento, eu lhe disse ao fim da sessão que precisávamos conversar. No encontro seguinte, ele começou informando que pararia a terapia devido à minha rigidez. Então disse: "Você parece um soldado alemão". Para além do que aquilo, como filha de exilados judeus alemães, provocou, tive a oportunidade de discordar veementemente do que ele dizia, baseando-me não só na flexibilidade que tive no nosso contrato inicial e na tolerância nos dois meses que antecederam nossa conversa, mas também em sua longa busca de contato comigo, o que sinalizava que eu era importante para ele. Porém, como acontecia com seus relacionamentos com mulheres, uma vez conquistada eu poderia ser abandonada e até desqualificada. Essa minha discordância foi extremamente confirmadora para ele e permitiu-lhe não só continuar em terapia comigo, mas também finalmente lidar com suas questões mais profundas ligadas a seu relacionamento com mulheres, os quais precisariam implicar algum nível de reciprocidade.

O confirmar é também um olhar e o olhar é também uma confirmação...

Para muito além das palavras, confirmação é gesto... um gesto que valida o outro como existente, que o reconhece humano, sujeito a falibilidade e incertezas, com recursos e potencialidades.

Trata-se de uma postura ética a qual, segundo Figueiredo e Coelho Junior (2000, p. 7), precisa ser entendida como "posição e como lugar (morada), como postura fundamental, como modo de escutar e falar ao e do outro na sua alteridade".

É por meio dessa postura que envolve o olhar fundante do terapeuta e também a confirmação do ser do paciente que cada um pode apossar-se de si, ser belo, único e singular em seu pleno existir.

REFERÊNCIAS

BUBER, M. *Eu e tu*. São Paulo: Cortez e Moraes, 1979.

CASTANEDO, C. "Introducción a la edición española – Recordando a Laura Perls en el cuarto aniversario de su muerte". In: PERLS, L. *Viviendo en los limites*. Valência: Promolibros, 1994.

FIGUEIREDO, L. C.; COELHO JUNIOR, N. *Ética e técnica em psicanálise*. São Paulo: Escuta, 2000.

FRAZÃO, L. M. "Reflexões sobre relação dialógica". VII Encontro Nacional de Gestalt-terapia e IV Congresso Nacional da Abordagem Gestáltica, Goiânia (GO), 8-12 out. 1999.

FRIEDMAN, M. *The healing dialogue in psychotherapy*. Nova Jersey: Jason Aronson, 1994.

LEVINAS, E. *Totalidade e infinito*. Lisboa: Edições 70, 1988.

PERLS, F. S. *Ego, fome e agressão: uma revisão da teoria e do método de Freud*. São Paulo: Summus, 2002.

SAFRA, G. *A po-ética na crítica contemporânea*. Aparecida: Ideias e Letras, 2004.

2.
Busca do sentido do ser ou perda da identidade? Lidando com os padrões socialmente impostos

Maria Alice Queiroz de Brito (Lika Queiroz)

PARA NÓS, GESTALT-TERAPEUTAS, EXISTÊNCIA é contato, em que "o encontro entre pessoas, ou o inter-humano [...] é o elemento essencial da existência humana" (Friedman, 1995, p. 11). A experiência do existir nasce do encontro com o outro, da relação; e é nessa relação de campo organismo-meio, com base em nossas experiências vividas, que vamos formando nossas representações do que somos, nos significando, nos definindo – "eu sou", "eu sou alguém que". Nesse modo de *self* funcionando como personalidade, à medida que descobrimos algo sobre nós mesmos e o integramos ao já conhecido, vamos construindo nossa identidade. Segundo Delacroix (2008, p. 254), esta pode ser definida como "a capacidade do indivíduo para experimentar-se, definir-se e posicionar-se frente ao outro e ao mundo através do 'Eu sou' e através do 'Eu sou o que sou'".

Partindo do pressuposto de que a experiência da realidade é sempre subjetivada – ou seja, referente a uma realidade como está sendo imaginada, rememorada, percebida pela consciência que a apreende –, podemos falar em duas esferas da existência: a experiência direta e as imagens representativas desta, o experiencial e o simbólico, a partir do qual vamo-nos construindo como subjetividade e dando sentido a esse nosso existir.

Estamos falando de um sentimento de existir que, embora se inicie na relação bebê-mãe – o primeiro outro a partir do qual uma noção de Eu começa a se construir, segundo Winnicott (1999) –, vai além. Trata-se de uma relação campo/organismo/meio que abarca a relação entre indivíduo sociedade, já que os significados são sempre construídos dentro de um campo de experiências compartilhadas (Perls, Hefferline e Goodman, 1997; Wheeler, 2005). Nas palavras de Ribeiro (2011, p. 74),

> o eu toma posse de si mesmo por meio de um processo de consciência. Uma consciência reflexa que se percebe e percebe o outro e, nesse movimento, percebe-se como uma identidade pessoal, identidade de si mesmo, em um processo de unidade, de unificação de todo o seu ser, ao mesmo tempo enxergando-o no mundo.

Nessa complexa relação de campo/organismo/meio, o ser humano ajusta-se constante e criativamente, buscando ter suas necessidades atendidas em um mundo onde há uma "contradição entre as necessidades e desejos do indivíduo e as necessidades e desejos da comunidade, relação interpessoal ou grupo" (Wheeler, 2005, p. 69). Como fica, então, a construção dessa identidade, essa dimensão ontológica do contato, nessa modernidade líquida, como coloca Bauman (2001) – na qual a ausência de referências estáveis, a efemeridade e a descartabilidade das relações, a diluição das fronteiras conhecidas de espaço e tempo provocados pela virtualidade deixam-nos cada vez mais vulneráveis às pressões sociais?

[...] vivemos distanciados de nosso corpo-tempo, conduzidos pelo tempo dos relógios, sempre distanciados do presente, sem presença, enfraquecidos e submetidos ao ritmo da roda viva do mundo, crono-metrados. Controlados, prisioneiros do relógio, vivemos como corpos-máquina, movimentos marcados por um ritmo imposto de fora. (Alvim, 2014, p. 87)

Pressões que, aliadas ao excesso de estímulos gerado pelo bombardeio de informações e imagens, leva-nos a criar ajustamentos criativos de dessensibilização das necessidades naturais do nosso organismo. O que estamos buscando ao nos afastar cada vez mais de nós mesmos? Que sentido tem um existir marcado por tal desconexão?

Refletir sobre essa desconexão leva-nos a olhar para a pós--modernidade, na qual, ao consagrar o hedonismo e o individualismo, o homem pós-moderno passa "[...] a apreciar os prazeres do instante, a gozar a felicidade aqui e agora, a viver para si mesmo" (Lipovetsky, 2007, p. 102). Sem o peso das amarras sociais, desinstitucionalizado pela descrença nas autoridades institucionais, esse homem entra em um vazio ideológico e busca, por meio do consumo, amenizar sua ansiedade (Lipovetsky, 2004).

Como a restruturação do capitalismo, a globalização dos mercados e o desenvolvimento de novas tecnologias permitem uma "produção personalizada em massa" (Lipovetsky, 2007, p. 43), há uma banalização do acesso aos bens de mercado. Assim, instala--se um hiperconsumo orquestrado por uma lógica que é mais subjetiva e emocional; o consumo vai-se tornando mais individualizado; a identidade do consumidor não é mais caracterizada pelo custo dos produtos adquiridos, mas pelas escolhas individuais que ele faz diante das oportunidades que lhe são oferecidas por um mercado que chega até ele, onde estiver, pela internet. As barreiras entre localidades, etnias, religião e faixa etária deixam de existir: todos são parte desse fluxo mercantil que alimenta o hiperconsumo.

O termo "hiperconsumo" reflete um novo momento, chamado por Lipovetsky (2004) de "hipermodernidade". Nela, a vida é pautada pela lógica dos excessos e tudo adquire uma dimensão exagerada.

> A globalização neoliberal é a base econômica da hipermodernidade. O hipercapitalismo só aumentou as desigualdades sociais e diminuiu a autonomia das democracias. Graças a ele assistimos à degradação da vida social: as elevadas taxas de desemprego, os subempregos. Com a insegurança profissional e material, crescem os sentimentos de vulnerabilidade. (De Paula, 2014, p. 15)

Onde procurar sentido nessa hipermodernidade que transformou a estabilidade de todo e qualquer âmbito numa quimera? Lembro-me das palavras de Perls (2012, p. 11), tão atuais:

> O homem moderno vive num estado de baixo grau de vitalidade. Embora, em geral, não sofra profundamente, pouco sabe, no entanto, da verdadeira vida criativa. Ao contrário, sua vida tornou-se a de um autômato ansioso. Seu mundo lhe oferece amplas oportunidades de enriquecimento e diversão e ele ainda vagueia sem objetivo, não sabendo o que quer e, por isso, completamente incapacitado de imaginar como alcançá-lo.

Quais são as condições para existir hoje, para poder ser quem se é? Existência implica corporeidade, corporeidade que é revelada pelo olhar, pela presença do outro e do entorno no corpo, construindo uma imagem corporal que se torna a representação concreta da nossa identidade. Tal imagem externa do corpo vai funcionar como um mediador não só do conhecimento de si como do outro, além de também mediar o lugar social onde nos inserimos (Jodelet, 1994).

Como fica essa identidade quando o corpo se torna um objeto moldado por padrões externos que anulam sua singularidade, um corpo negado e torturado por introjetos sociais construídos com base em um padrão midiático do belo como magro e jovem? Tudo isso leva a ajustamentos criativos disfuncionais quando a imagem corporal real não corresponde àquela difundida na mídia e alimentada pelas redes sociais e academias.

Wheeler (2005, p. 22) define vergonha como "[...] a impossibilidade do si mesmo pessoal de aceitar necessidades, características e desejos, que emergem do campo social em um limite onde se dá o processo social-integrativo". Assim, esse bombardeio midiático alimenta um sentimento de inadequação e vergonha, que pode levar a uma dismorfia (preocupação excessiva com o próprio corpo); o indivíduo acaba pondo em risco a própria existência fazendo dietas restritivas, hipocalóricas – configurando o que hoje é conhecido como autoinanição – na tentativa de ajustar-se a um ideal estético.

Segundo Nunes e Holanda (2008, p. 1), "em termos de magnitude e prevalência, os transtornos alimentares podem ser considerados doenças emergentes, características da sociedade pós-moderna. Estima-se que, a cada ano, milhões de pessoas são acometidas por alguma modalidade de transtorno alimentar".

Ajustamentos criativos dissociativos como a dismorfofobia (insatisfação e distorção da imagem corporal) são levados ao extremo nos quadros anoréxicos e bulímicos. Além disso, podem-se observar outros ajustamentos disfuncionais ou desadaptativos, como o exercício compulsivo (vigorexia) e o excesso de cirurgias plásticas. A associação de qualquer um desses fenômenos pode acarretar danos à saúde, além de desajustamentos sociais e emocionais.

Se, de um lado, existe uma construção social que aponta a magreza como o padrão estético socialmente aceito, a hipermodernidade vem instaurando um paradoxo ao alimentar uma prática social de um excesso de comida e bebida. Parafraseando Lipovetsky, tudo é hiper. O tamanho dos pratos nos restaurantes, dos copos de refrigerante, dos sanduíches e dos sacos de pipoca – cuja compra é incentivada nos espaços de *fast-food* e em diversos veículos de propaganda – estimula uma distorção perceptiva em que a experiência corporal de satisfação, que deveria emergir como figura do fundo organismo/ambiente, sinalizando ao indivíduo que está chegando o momento do pós-contato (Robine, 2006), é dessensibilizada. Vamos perdendo a noção da relação quantidade/necessidade. Ou seja, vivemos uma dupla mensagem: de um lado, a sociedade incentiva o hiperconsumo de alimentos e, em consequência, a compulsão alimentar e a obesidade; de outro, nega um lugar social de aceitação da gordura, do comer desenfreado, alimentando outro tipo de hiperconsumo – o dos produtos *fitness* e dietéticos.

Para Alvim (2016), nossa identidade é dada por nossas ações criadoras no exercício da liberdade de ser quem se é; portanto, existência implica alteridade. Quando "[...] a *awareness* e expressão de unicidade e individualidade é reprimida, temos a uniformidade, o tédio e a ausência de significados da cultura de massa, na qual a *awareness* da própria morte torna-se tão intolerável que tem de ser alienada a qualquer preço" (Perls, 1992, p. 122). Como fica, então, essa existência se tal alienação reflete-se em uma imagem corporal socialmente pressionada a se congelar no tempo, banindo o fantasma da finitude? Segundo De Paula (2014, p. 16), "[...] na hipermodernidade a prioridade é ficar eternamente jovem".

Outro aspecto a ser considerado são os ajustamentos criativos dissociativos expressos nos relacionamentos virtuais. É fato que a contemporaneidade vem sendo regida pelas tecnologias digitais, uma cibercultura marcada pela web como via fundamental para a interação social. Essa nova forma de contatos sociais eletronicamente mediados cria, para aqueles cujo contato presencial é ameaçador, espaços para o início da construção de relações sociais. Nesse sentido, possibilita o desenvolvimento de habilidades sociais, ou seja, é facilitadora de contato.

Porém, a virtualidade traz também o risco da substituição da realidade real pela virtual, gerando relações que cada vez mais prescindem a corporeidade. O olho no olho e o contato físico ficaram em segundo plano e não necessariamente acontecem. "Na internet, os indícios corporais e as mensagens subliminares dão lugar a novos indícios que passam mais pela linguagem escrita que pela linguagem corporal. Os usuários de sites são autores de versões virtuais de si mesmos." (Figueiredo e Souza, 2017, p. 40) Essa ausência de uma exigência de fidedignidade entre a realidade e a virtualidade corrobora a construção de identidades fictícias, imagens irreais de si projetadas nas redes sociais. Tal ajustamento criativo traz, como pano de fundo, padrões sociais que foram introjetados e atuam, consciente ou inconscientemente, na construção das nossas fronteiras de contato – esse bordo que nos define como individualidade e, ao mesmo tempo, é nosso ponto de encontro com o outro.

Outro aspecto do avanço tecnológico da virtualidade é o redimensionamento das fronteiras do eu. A hipermodernidade trouxe uma mudança também para as normas de interação social, confundindo os conceitos de público e privado. Os *reality shows*, as chamadas por vídeo, os celulares que tudo filmam e gravam e os *drones* prejudicam a privacidade. Esta é invadida sem permissão, redimensionada por uma fronteira do eu como valor. Somos facilmente localizáveis e pesquisáveis em redes sociais, sites e blogues; nós mesmos descortinamos nossa vida, nosso cotidiano, tornando a questão do que é público e do que é privado algo difícil de definir (Figueiredo e Souza, 2017).

Ribeiro (2011, p. 74-75) define pessoa como

> um ser de relação consigo mesmo, envolvendo um processo de se olhar em profundidade para se reconhecer como um ente, um ser de existência em íntima conexão com a existência do outro. [...] uma consciência reflexa que se percebe e percebe o outro e, nesse movimento, percebe-se como uma identidade pessoal, identidade de si mesmo.

Ser pessoa é permitir-se mergulhar fundo no mar de si mesmo, olhar para as paisagens que trazem calma e alegria, mas também enfrentar as zonas perigosas e obscuras das profundezas.

Partindo do pressuposto de que existência é contato e de que "contato é o reconhecimento da 'alteridade', a *awareness* da diferença" (Perls, 1992, p. 84), independentemente do que seja essa diferença, quem está existindo? Como encarar a pressão de tantas coisas que conspiram para induzir um estupor subjetivo e a anulação da singularidade?

Não tenho uma resposta geral para esses questionamentos. No meu "estilo gestáltico" de ser, busco viver cada momento com o que se apresenta e inspiro-me nas palavras de Albert Rams (2001, p. 46-47):

> [...] quando alguém vai encontrando sua alma, ou seja, quando vai recuperando sua integridade, encontra a fonte da vida, indisponível, porém inesgotável, imanente, porém inexorável.
>
> Vamos entendendo que a vida é movimento, mas também quietude; prazer, mas também dor, espontaneidade, mas também esforço. Momentos de claridade e de confusão. Aventuras e desventuras. E que, em última instância, só se faz o caminho caminhando.

REFERÊNCIAS

ALVIM, M. B. "O corpo-tempo e o contato: situações contemporâneas". In: PERESTELLO, E. T.; QUADROS, L. C. T. *O tempo e a escuta da vida: configurações gestálticas e práticas contemporâneas*. Rio de Janeiro: Quartet, 2014.

_____. "O lugar do corpo e da corporeidade na Gestalt-terapia". In: FRAZÃO, L. M.; FUKUMITSU, K. O. (orgs.). *Modalidades de intervenção clínica em Gestalt-terapia*. São Paulo: Summus, 2016, p. 27-55.

BAUMAN, Z. *Modernidade líquida*. Rio de Janeiro: Zahar, 2001.

DELACROIX, J. M. *Encuentro con la psicoterapia*. Santiago de Chile: Cuatro Vientos, 2008.

DE PAULA, A. L. *A vivência da autenticidade na contemporaneidade*. Artigo não publicado, Instituto de Gestalt-terapia da Bahia, 2014.

FIGUEIREDO, L. B.; SOUZA, R. M. *Tinderellas: o amor na era digital*. São Paulo: Ema Livros, 2017.

Friedman, M. "Prefácio". In: Hycner, R. *De pessoa a pessoa: psicoterapia dialógica*. São Paulo: Summus, 1995.

Jodelet, D. "The representation of the body and its transformations". In: Farr, R.; Moscovici, S. (orgs.). *Social representations*. Cambridge: Cambridge University Press, 1994, p. 211-38.

Lipovetsky, G. *Os tempos hipermodernos*. São Paulo: Barcarolla, 2004.

_____. *A felicidade paradoxal: ensaio sobre a sociedade de hiperconsumo*. São Paulo: Companhia das Letras, 2007.

Nunes, A. L.; Holanda, A. "Compreendendo os transtornos alimentares pelos caminhos da Gestalt-terapia". *Revista da Abordagem Gestáltica*, v. 14, n. 2, 2008, p. 172-81. Disponível em: <http://pepsic.bvsalud.org/scielo.php?script=sci_arttext&pid=S1809=68672008000200004-&lng=pt&tlng-pt>. Acesso em: 4 maio 2017.

Perls, L. *Living at the boundary*. Nova York: The Gestalt Journal, 1992.

_____. *A abordagem gestáltica e testemunha ocular da terapia*. Rio de Janeiro: LTC, 2012.

Perls, F.; Hefferline, R.; Goodman, P. *Gestalt-terapia*. São Paulo: Summus, 1997.

Rams, A. *Clínica gestáltica: metáforas de viaje*. Vitoria-Gasteiz: La Llave, 2001.

Ribeiro, J. P. *Conceito de mundo e de pessoa em Gestalt-terapia: revisitando o caminho*. São Paulo: Summus, 2011.

Robine, J.-M. *O self desdobrado: perspectiva de campo em Gestalt-terapia*. São Paulo: Summus, 2006.

Wheeler, G. *Vergüenza y soledad: el legado del individualismo*. Santiago de Chile: Cuatro Vientos, 2005.

Winnicott, D. W. *Escritos de pediatría y psicoanálisis*. Barcelona: Paidós, 1999.

3.
Um olhar gestáltico para adições: conexões e desconexões

Selma Ciornai

ATENDI EM 2016 UMA jovem de 22 anos prestes a concluir a faculdade. Inteligente, articulada na forma de se expressar, sensível, contou-me que em matéria de drogas já experimentara de tudo – "doce", maconha, ecstasy, ayahuasca –, e que todos os seus amigos sempre consomem drogas nas festas e baladas que frequentam. Ela mesma estava fumando maconha todos os dias ao chegar em casa, pois estava morando sozinha em São Paulo, onde veio estudar. Fumava todo dia para não se sentir angustiada por estar só. Porém, depois de tomar ayahuasca ficou muito perturbada e assustada com o que experienciou, e hoje procura não tomar mais nada, apesar de ser difícil diferenciar-se dos amigos e lidar com o fato de morar só. Esse relato da universalização do uso de drogas nos jovens de 20 e poucos anos surpreendeu-me.

Quando falamos de adições, logo pensamos no uso contínuo de substâncias como álcool, tabaco, maconha e drogas como anfetaminas, cocaína, heroína, ecstasy, alucinógenos etc. Porém, é importante estender essa compreensão a outras substâncias e hábitos que em geral não colocamos na categoria de adições, como o consumo exagerado de doces, carboidratos e até mesmo de trabalho, relações virtuais, celulares, compras, jogos, sexo etc. – hábitos que têm a marca do *excesso* e da *recorrência* que nos levam a colocar algumas perguntas importantes: que função desempenham em nossa autorregulação organísmica? Para que apontam? O que encobrem e o que revelam? O que interrompem ou bloqueiam? O que proporcionam? Com o que nos conectam ou desconectam?

Segundo Ravenna (2011, p. 24), "a palavra adição provém do verbo latino *addicere,* que significa 'entregar-se ou render-se'; *adicto,* por sua vez, procede do termo *addictus,* que quer dizer 'escravo por dívida' e também 'aquele que fica sem palavras'".

Todos os autores e referências que tenho lido sobre esse tema consideram que o problema não é tanto a "droga" em si, seja esta qual for, mas a *função* que passa a desempenhar e o vínculo ou padrão de relacionamento que com ela passamos a estabelecer. Torna-se ansiolítico, antidepressivo, companhia em momentos de solidão. Diante de estresse, fortes emoções, situações aflitivas de desamparo, ansiedade, angústia e solidão, recorremos a formas de alívio e conforto que trazem tanto a marca do excesso como da evitação – e acabam se tornando, com frequência, padrões fixos e cristalizados de reação, transformando-se em formas de autorregulação disfuncionais, pois em última instância nos fazem mal.

Desconectamo-nos de experiências que nos parecem insuportáveis e intoleráveis; assim, passamos a nos desconectar de nós mesmos. Não permitimos que as "figuras" de nossos anseios, emoções, necessidades e desejos mais profundos emirjam, muitas vezes por crenças e mitos pessoais, familiares ou culturais

(Feinstein e Krippner, 1988; 1997) que introjetamos ou construímos e nos fazem desacreditar que possamos encontrar suporte pessoal e do campo para realizá-los, e outras vezes por contextos opressivos, que de fato não nos proporcionam essas possibilidades (Schillings, 2010/2011).

Diante de desejos que acreditamos não ser possíveis de atender, diante de sensações, sentimentos e emoções desconfortáveis – e às vezes até desestruturantes –, recorremos a alívios conhecidos, mas que são também meios de dessensibilização e evitação. Lentamente, estes nos afastam de nossas sensações mais autênticas e delicadas e deixam-nos com um repertório empobrecido de formas de contato.

Em termos gestálticos, poderíamos dizer que bloqueamos a excitação que surge pela modalidade id do *self*. Entorpecemos e bloqueamos sensações, o que nos faz de certa forma passar a desabitar nosso corpo, subtraindo informações importantes de nós mesmos. Em consequência, limitamos nossas possibilidades de escolha e decisão. Clemmens (1997), Gestalt-terapeuta da equipe do Instituto Gestalt de Cleveland, chama de "automodulação" o grau de contato que a pessoa se permite ter. No caso dos comportamentos aditivos, é uma forma de contato que traz limitação e estreitamento ao contato da pessoa consigo mesma, com os outros e com o mundo, já que outras se tornam secundárias, e a relação afetiva mais gratificante e importante passa a ser com a droga.

O indivíduo passa a precisar se drogar, fumar, beber ou comer exageradamente antes de falar em público, trabalhar, relacionar-se sexualmente – enfim, ante qualquer desafio, excitação ou desconforto, tornando-se um ser com uma vida emocional restrita.

A recuperação da adição demanda, então, mais que um movimento de evitação da droga, de abstinência. Precisamos entender que *onde há excesso há falta*. É preciso um movimento para identificar e reconhecer o que está em excesso, sim, pois muitas vezes há uma forte negação do vínculo aditivo, mas isso não é suficiente! Faz-se necessário um movimento delicado, empático e reparatório de acessar o que falta, o que machuca... O que está encoberto e escondido até de nós mesmos, lugares em que somos mais vulneráveis, feridos e frágeis – territórios frequentemente marcados pela vergonha e pelo sentimento de solidão (Wheeler, 2000).

Porém, esses processos de *awareness* e autoconhecimento, sobretudo quando acompanhados por uma presença facilitadora, acolhedora e empática, são também libertadores, pois podem levar-nos a buscar no campo (isto é, em nós mesmos e no mundo relacional em que vivemos) novas respostas às nossas aflições e angústias, novas fontes de satisfação, de alívio e de prazer na vida, novas possibilidades de interlocução e de vínculos afetivos – e, também, a descoberta de novos recursos de enfrentamento e fontes de suporte. Em suma, um movimento de expansão do nosso ser.

Ao escrever sobre a passagem do paradigma individualista ao paradigma de campo, Wheeler (2000) considera que o primeiro, que marca três mil anos na história da civilização ocidental, nos faz buscar em nós mesmos apenas o caminho para a mudança de hábitos e comportamentos, em uma aposta repetidamente frustrada de que com força de vontade e determinação conseguiremos. No entanto, para obtermos mudanças de fato eficazes, diz o autor, é preciso encontrar novos apoios na totalidade do campo (campo entendido como externo/social e interno/privado): "É o suporte da totalidade do campo que nos energiza e faz que mudanças sejam possíveis; e é a ausência ou constrição de novos suportes que faz que velhos padrões e organizações antigas do campo persistam e resistam a mudanças" (Wheeler, 2000, p. 218).

Costumamos pensar que o oposto da adição é a sobriedade, o "estar limpo", e que o drogado precisa passar por um penoso processo de desintoxicação. Porém, vejamos algumas experiências interessantes citadas no Ted Talk "Tudo que você pensa saber sobre adições está errado"[1] do escritor e jornalista inglês Johan Hari, profissional com textos em veículos como *Le Monde*, *Harold News* e *New York Times* que publicou em 2015 um livro sobre esse tema.

Hari lista fatos interessantes que nos fazem questionar certezas. Por exemplo, costumamos acreditar que drogas mais pesadas viciam, mas ele cita como exemplo a diamorfina, uma forma pura de heroína usada em cirurgias e em vítimas de desastres às vezes por 20 dias ou mais, que, quando deixa de ser necessária, é descartada sem maiores implicações aditivas. Ele também menciona que pesquisas sobre soldados americanos que tomavam heroína enquanto estavam no Vietnã apontaram que 95% deixaram de usá-la ao voltar aos Estados Unidos.

Hari cita, ainda, duas experiências extremamente intrigantes. A do dr. Bruce Alexander, psicólogo canadense e professor da Simon Fraser University, consistiu em colocar ratos isolados em gaiolas, oferecendo duas opções de água: uma pura, fresca, e outra com

---

[1] "Everything you think you know about addictions is wrong."

morfina. Cem por cento dos ratos preferiram a água com morfina, então o pesquisador se perguntou: e se a adição tiver mais relação com a gaiola do que com a droga? E se a adição for uma adaptação ao meio? Assim, criou um experimento que chamou de "Parque dos Ratos" – espaço comunitário com balanços, túneis, pontes e brinquedos coloridos no qual os animais podiam interagir e fazer sexo à vontade. Surpreendentemente, nesse contexto, praticamente 100% dos ratos passaram a desprezar a água com morfina! Alexander (2008) concluiu que a adição é um problema muito mais social do que individual. Adições de todos os tipos surgem e aumentam dramaticamente em sociedades fragmentadas internamente ou por forças externas, pois as pessoas usam-nas como forma de adaptação a situações de exclusão e adversidade.

Outra experiência citada por Hari foi a de Portugal. Em 2000, havia uma porcentagem imensa de consumo de heroína por lá, que a cada ano ficava pior. Diversos cientistas e profissionais de várias áreas discutiram a questão e decidiram descriminalizar o uso de drogas. Porém, resolveram também usar todo o dinheiro utilizado na punição e desintoxicação de dependentes químicos e aplicar essa verba em reintegração social.

Forneceram atendimento psicológico aos usuários, mas basicamente um programa *maciço* de criação de empregos e microcrédito para os que queriam começar negócios. Ofereceram pagar metade do salário durante um ano aos que fossem empregados em lojas, empresas e indústrias, possibilitando uma nova inserção social e o reavivar dos laços, da sensação de pertencimento à sociedade, do sentimento de cidadania. Em 15 anos, o uso de drogas injetáveis diminuiu 50%; a drogadição e as overdoses caíram drasticamente! Esses autores e suas pesquisas concordam em que, embora seja comumente considerada um problema "individual", a adição não se restringe ao que chamamos de "drogas" e precisa ser compreendida como fenômeno de campo.

No seminário "Compreendendo e explorando o trauma", realizado em Esalen, em 2016, Michael Clemmens falou da adição como uma das possíveis consequências de um campo traumatizado e traumatogênico. E, segundo Peter Levine (2010), autor que tem desenvolvido um trabalho pioneiro na tratamento de experiências traumáticas, trauma tem relação com experiências que não conseguimos processar, experiências violentas demais, rápidas demais, intensas demais, solitárias demais. Isso nos fez refletir sobre o mundo desumano e acelerado de pressão, violência, falta de ética, de valores, de empatia e de compaixão em que vivemos atualmente. Um mundo veloz que nos leva a contatos fugazes e superficiais, frequentemente de indiferença perante a dor alheia, à desconexão com nossa sensibilidade e com a natureza da qual somos parte.

Bilibio (2010; 2011) escreve sobre a desconexão ser humano-natureza apresentando-nos a ecopsicologia (Roszak, 2001) e termos contemporâneos que nós, terapeutas, precisamos incorporar ao nosso vocabulário, como "psique da desconexão", "transtorno de déficit de natureza" e "ansiedade ambiental". Acredito, como ele, que essa desconexão básica com o ambiente, com o próprio ecossistema que sustenta a nossa vida, com os animais e outros seres vivos com os quais convivemos se estende a outras áreas de nossa vida.

Vivemos ainda em grande parte em um mundo pautado pelo paradigma da separatividade e não da interdependência, do consumo e manipulação de pessoas e não de pertencimento e solidariedade, um mundo onde temos cada vez mais bens e menos relações realmente significativas. Como diz Bauman (2000; 2003; 2007), um mundo no qual as relações são cada vez mais líquidas, descartáveis e superficiais. As conexões que pensamos ter são em grande parte sem intimidade e vínculos verdadeiros. Somos uma sociedade com uma infinita possibilidade de contatos imediatos, com pessoas em vários lugares do planeta, mas "a sociedade mais solitária que já existiu" (Hari, 2015), em que criamos vidas que cada vez se parecem mais com as gaiolas de ratos do dr. Alexander – vazias de vínculos verdadeiros e atrativos.

E, como somos seres relacionais, afastamo-nos de nossa natureza; nossas atividades não atendem aos nossos verdadeiros anseios. Desconectamo-nos do que realmente alimenta, nutre, tranquiliza e traz sentimentos de plenitude à alma. É por isso que, ao considerar o fenômeno das drogas – quaisquer que sejam – como função de ansiolítico, conforto, alívio, companhia ou prazer, concordo com os autores que afirmam que, em ultima instância, o oposto da adição *não é* de fato sobriedade, controle, contenção, mas conexão – CONTATO. Um bom contato que nos enriquece, oxigena, vincula, emociona, até desafia, mas nos faz sentir pertencentes, apreciados e queridos, instigando-nos a uma atitude amorosa conosco, com os outros e com a vida.

REFERÊNCIAS

ALEXANDER, B. *The globalization of addiction: a study on the poverty of spirit*. Oxford: Oxford University Press, 2008.

BAUMANN, Z. *Modernidade líquida*. Rio de Janeiro: Zahar, 2000.

_____. *Amor líquido*. Rio de Janeiro: Zahar, 2003.

_____. *Vida para consumo: A transformação das pessoas em mercadoria*. Rio de Janeiro: Zahar, 2007

BILIBIO, M. A. "A clínica gestáltica e a crise ambiental: em busca de uma psicoterapia para a desconexão ser humano-natureza". *Sampa GT*, n. 6, Instituto Gestalt de SP, 2010-2011, p.11-16.

CLEMMENS, M. C. *Getting beyond sobriety: clinical approaches to long term recovery.* São Francisco: Jossey-Bass, 1997.

FEINSTEIN, D.; KRIPPNER, S. *Mitologia pessoal: como descobrir sua história interior através de rituais, dos sonhos e da imaginação.* São Paulo: Cultrix, 1988.

_____.*The mythic path: discovering the guiding stories of your past – Creating a vision for your future.* Nova York: Jeremy Tarcher/Putnam Books, 1997.

HARI, J. "Everything you think you know about addictions is wrong". Ted Talk, jun. 2015. Disponível em: <https://www.ted.com/talks/johann_hari_everything_you_think_you_know_about_addiction_is_wrong?language=pt-br>. Acesso em: 5 maio 2017.

_____. *Chasing the scream: the first and last days of the war on drugs.* Nova York: Bloomsbury, 2015.

LEVINE, P. *Uma voz sem palavras: como o corpo libera o trauma e restaura o bem-estar.* São Paulo: Summus, 2010.

RAVENNA, M. *A teia de aranha alimentar: quem come quem?* Rio de Janeiro: Guarda-Chuva, 2011.

ROSZAK, T. *The voice of the Earth: an exploration of ecopsychology.* Grand Rapids: Phane Press, 2001.

SCHILLINGS, A. "A violência no contexto intrafamiliar e social: um olhar da Gestalt-terapia às vivências opressivas". *Sampa GT*, n. 6, Instituto Gestalt de São Paulo, 2010/2011, p. 45-51.

WHEELER, G. *Beyond individualism: towards a new understanding of self, relationship and experience.* Hillsdale: GIC Press/Analytic Press, 2000.

4.
O corpo entre virtualidade e produtividade: experiência e contato na situação contemporânea

Mônica Botelho Alvim

COM BASE NA CONCEPÇÃO de uma estreita relação entre processos de subjetivação, cultura, sociedade, história e política, nossas pesquisas e produções teóricas assumem uma perspectiva interdisciplinar que busca ampliar o olhar da psicologia clínica do sujeito para a situação. Articulando um diálogo com outros campos de saber, em especial com a fenomenologia de Merleau-Ponty, partimos da perspectiva da Gestalt-terapia como clínica de situações contemporâneas (Alvim e Castro, 2015) para pensar o sujeito e a produção de subjetividade como processos corporais, temporais, dados no mundo com o outro.

Na perspectiva da Gestalt-terapia, nossa existência é sempre dada a partir do campo organismo/ambiente. Pensar o contato, os processos de subjetivação ou *selfing* (Távora, 2014; Miller, 2016) como dados no mundo exige uma reflexão permanente acerca da situação contemporânea e de seus atravessamentos nos modos de ser, sentir e habitar o mundo.

Neste trabalho, procurei refletir sobre modos de subjetivação contemporâneos e contribuir para ampliar nosso olhar e nossa escuta na clínica da Gestalt-terapia. Discutirei dois aspectos da situação contemporânea que afetam a experiência no mundo e os modos de subjetivação: a relação com o espaço virtual (ciberespaço) e a lógica da produção e eficácia centrada no fazer intensivo. Ambas implicam, de modos distintos, alterações na experiência da corporeidade, relacionada com o tempo, o espaço, o outro e o si mesmo. Começaremos por pontuar algumas concepções em torno da corporeidade que servirão de base para nossos argumentos.

CORPOREIDADE E CONTATO: ESPAÇO-TEMPO-OUTRO

Não existe, na literatura gestáltica clássica, uma definição estabelecida da noção de corpo. Considerando sua importância na fundamentação do modo como a Gestalt-terapia concebe o sujeito e sua relação com o mundo, tenho tentado, assim como outros autores, produzir um pensamento mais sistematizado acerca dessa noção. Tal como discuti recentemente (Alvim, 2016), minha compreensão sobre o corpo teve como ponto de partida algumas pistas do livro de Perls, Hefferline e Goodman (1997).

A primeira pista envolve a noção de campo organismo/ambiente. A Gestalt-terapia considera o sujeito ou pessoa uma totalidade mente e corpo indissociável do mundo, denominando "organismo" a totalidade mente-corpo (Perls, Hefferline e Goodman, 1997). De acordo com os autores, a realidade primeira é a interação, não fazendo sentido pensar corpo, mente ou mundo de modo dissociado; só poderíamos pensar em corpo separadamente como uma abstração dessa realidade. Tal posicionamento tem uma implicação fundamental para o pensamento e a prática da Gestalt-terapia, qual seja, a de que nossa existência é, antes de tudo, engajada no mundo como um organismo, ou seja, uma totalidade mente-corpo.

A segunda pista envolve a definição de contato como *awareness* do campo e resposta motora no campo. *Awareness* implica sentir, excitamento e formação de *Gestalten*, ou seja, o processo de *awareness* culmina com o surgimento de uma figura que se destaca sobre o fundo, até então indiferenciado, do campo organismo/ambiente. A figura direciona a ação motora, que se dá como resposta, mas não no sentido de uma resposta mecânica ou automatizada, pois do ponto de vista da Gestalt-terapia não há uma relação de duas partes distintas – organismo e ambiente –, em que uma parte oferece um estímulo e a outra, a resposta. Organismo e ambiente estão imbricados compondo um campo, fundo de onde parte o excitamento que direciona a formação de figura e a "resposta" motora. Desse modo, podemos aproximar essa concepção da noção fenomenológica de intencionalidade para pensar o contato como um processo semelhante ao processo da percepção descrito por Merleau-Ponty (1994). Como discutiremos adiante, o corpo movimenta-se para as partes do espaço que estão conectadas com seus projetos motores.

Contato implica, assim, experiência no mundo, afetação sensível pelo que é dado no campo e movimento de criação que responde a essa afetação e permite-nos atravessar de um espaço-tempo a outro, produzindo diferenças, sentidos e modos de "ser-no-mundo", uma dança de nós ao "mundo-outro" e do "mundo-outro" a nós. Ao pensarmos na indissociabilidade entre a dimensão sensível e motora do corpo e a situação, referenciamo-nos na noção de *awareness* como um saber da experiência (Alvim, 2014) que orienta o movimento, a travessia e a dança do sujeito no mundo com o outro. O que significa, de modo semelhante ao que propõe Merleau-Ponty, assumir o organismo ou corpo como capaz de sentir e ser sentido, sempre em relação com o mundo e com o outro e, a partir dessa inserção corporal aqui-agora, espacial-temporal, movimentar-se para o futuro e para a ação criativa.

MOVIMENTO, EXPRESSÃO E CRIAÇÃO

A experiência é um acontecimento espaçotemporal que se inicia na fronteira, ou seja, quando do encontro com a novidade do mundo e do outro, dando início ao processo de contato como ajustamento criador. Nessa perspectiva, entendemos que é como sensação, percepção, gesto e movimento que o corpo se inventa e reinventa, também reinventando o mundo.

Como afirmou Laurence Louppe (2012, p. 76), uma teórica atual e importante no campo da dança, é o movimento que pratica o corpo a cada instante, ou seja, "é a partir da gesticulação que um corpo se inventa de novo, numa gestação perpétua e incessantemente renovada que também esculpe o mundo".

Merleau-Ponty (1994) abordou longamente a questão do movimento, tendo dedicado parte do seu trabalho sobre o corpo ao estudo da espacialidade, temporalidade e motricidade, tema que discutimos anteriormente (Alvim, 2016) e ampliaremos aqui.

De acordo com os desenvolvimentos do filósofo, o corpo está no mundo, ele *é* dentro do mundo, por entre as coisas e os outros corpos. Olhar uma coisa é uma modalidade do movimento, pois, ao fixar meu olhar em algo, realizo uma espécie de parada, que fecha a paisagem, fazendo-a fundo, e abre a coisa, fazendo-a figura, onde ancoro minha experiência. Minha visão de uma coisa é sempre dada em um sistema de coexistência em que não posso ter dela uma visão completa, de todos os lados, que a apreenda por completo. Na experiência perceptiva, dada nessa coexistência, vejo as coisas sempre em perspectiva e, ao mesmo tempo que elas me ancoram no mundo, meu movimento corporal me permite circundá-las, dirigir-me a elas quando elas são o polo de meus projetos motores.

O esquema corporal é, tal como propõe Merleau-Ponty, uma espécie de consciência global que temos do nosso corpo, dada pela integração das partes em um todo. Essa integração se dá sempre de acordo com o valor que cada parte do corpo tem para a tarefa em que o corpo está engajado, na coexistência com o ambiente – ou seja, dependendo do projeto motor em ato no aqui e agora do corpo no mundo, as partes do meu corpo se integram de modo diferente. Se vejo algo que quero evitar, as partes de meu corpo se coordenam para me permitir caminhar na direção oposta ou me esconder. Ao contrário, se algo que se apresenta a certa distância desperta minha curiosidade, meu esquema corporal integra-se, com um movimento expansivo, naquela direção.

Assim, a espacialidade do corpo, como propõe Merleau-Ponty (1994, p. 146), não é uma espacialidade de posição, mas uma "espacialidade de situação"; o aqui do corpo envolve sua situação diante de suas tarefas. Enfim, o corpo está sempre se ancorando no mundo, nas coisas, e podemos dizer que essa corporeidade é a base para a formação de figuras no campo organismo/ambiente. O espaço corporal situado é o fundo sobre o qual se destacam como figura o gesto e sua meta.

Desse modo, podemos pensar em certo "desaparecimento" do corpo no fundo do campo organismo/ambiente, em que espaço corporal e espaço exterior compõem um campo ou "sistema prático" polarizado por tarefas ou figuras (Merleau-Ponty, 1994). A motricidade, segundo o filósofo, é que nos ensina sobre as relações entre corpo e espaço e a intencionalidade.

Na perspectiva da Gestalt-terapia, podemos pensar, com Perls, Hefferline e Goodman (1997), no processo de *awareness* e ação motora como uma descrição que se assemelha muito a essa concepção. É como corporeidade que percebo as necessidades dominantes no campo, sinto, oriento-me e movimento-me para manipular a situação, retomando o equilíbrio e a integração, assimilando a novidade por meio da criação.

O processo de formação de figura se dá a partir do sentir e do excitamento, dimensões da *awareness*. O excitamento me movimenta para o futuro, um tempo-espaço ainda não existente na atualidade do presente, em processo de se fazer, ainda não atual.

E aqui nos encontramos com a dimensão do virtual, definido não em oposição ao irreal, tal como costumamos pensar, mas pensado em oposição ao atual, algo que ainda não existe aqui e agora concretamente, mas se anuncia em meu corpo como um possível em vias de fazer-se, iminentemente.

O VIRTUAL COMO POSSÍVEL

Quando sou colocada diante de uma tarefa, as partes do meu corpo envolvidas naquela situação não precisam ser procuradas, elas não são objetos a ser encontrados no mundo objetivo, mas potências já mobilizadas pela percepção. Assim, os objetos do mundo podem ser considerados polos de ação, pois definem, por seus valores combinados, certa situação aberta que exige resolução, trabalho que lhe dê forma.

Por exemplo: vejo alguém, do outro lado da rua, gesticulando de modo familiar, mas ao mesmo tempo irreconhecível, o que gera um sentimento de estranheza e curiosidade. Como um corpo capaz de movimento, sinto e sei que eu posso atravessar a rua e aproximar-me da pessoa, reconhecer seu rosto e concluir se é ou não alguém que conheço, saber o que ela quer, gesticulando na minha direção. Esse saber não é dado pelo pensar: trata-se de algo que sei de modo corporal.

Nesse sentido, Merleau-Ponty (1990) dirá que a consciência não é um "Eu penso", mas um "Eu posso". É na ação prática (*práxis*) que a espacialidade do corpo se realiza, produzindo um saber da experiência; o corpo em movimento assume espaço e tempo, é capaz de uma síntese de transição entre o presente e o futuro iminente. O corpo dá a sensação de "eu posso", no sentido de possibilidade, que implica poder ir além dessa materialidade do mundo presente concretamente, poder de movimentar-se no presente em direção ao futuro, instaurando algo que ainda não é e, por isso, ainda virtual. Nesse sentido, considero o corpo um corpo-tempo (Alvim, 2015), um "centro de ação virtual", pois é o corpo como inteligência prática que me instaura na virtualidade, sempre apoiado no mundo presente, onde estou engajada.

Isso nos coloca em contato com um dos sentidos do virtual, que pode ser definido (de modo filosófico) como aquilo que é possível, que ainda não *é*, concreta e materialmente, mas se anuncia no horizonte temporal.

O que nos permite pensar no ser corpo como potência, possível, possibilidades do ser que, como tal, são virtualidades. Nesse sentido, para compreender a virtualidade como possibilidade envolvida com a criação, é importante notar que o virtual entendido como possível não se opõe ao real ou concreto, mas ao atual.

O que está intimamente ligado à temporalidade e à capacidade criadora e instituinte do humano como corporeidade e motricidade. Capacidade relacionada com o que está ausente (materialmente), mas com apoio no presente, ancorada no aqui-agora do mundo. Na Gestalt-terapia, vamos aludir a uma espontaneidade motora, ou seja, um "corpo-no-mundo" que gesticula e cria, dirigido e energizado pela figura da *awareness*. Essa espontaneidade motora caracteriza a função ego do sistema *self* como capacidade de manipular, agredir, transformar, assimilar ou rejeitar.

Compreendendo nossa relação com o mundo como corporal e dada de modo espaçotemporal, Merleau-Ponty descreve dois tipos de movimento: concreto e abstrato.

O movimento concreto, que implica tocar e pegar, é aquele cujo fundo é o mundo dado ao sujeito, ligado à materialidade. Esse mundo dado é aberto e contingente, visto que tudo se apresenta a partir do campo e não de um mundo subjetivo, envolvendo outros e acontecimentos que afetam e arrebatam o sujeito. Desse modo, é importante ressaltar que o movimento concreto é situado e lida concretamente com o contingente, ou seja, o outro e o mundo surpreendem e descentram o sujeito e sua consciência não é o centro das determinações daquilo que será figura da sua percepção, tampouco o inconsciente ou uma determinação social.

Como discutimos, é a partir da relação complexa corpo-mundo-outro – compondo uma situação de interação que a Gestalt-terapia denomina campo organismo/ambiente – que figuras emergem e direcionam o movimento e a ação prática que responde às necessidades presentes na espacialidade e temporalidade da situação. No movimento concreto não há uma percepção seguida de um movimento; percepção e movimento formam um sistema que se modifica como um todo.

Ele descreve, entretanto, outro tipo de movimento, o abstrato, cujo fundo, ao contrário de ser dado ao sujeito, é por ele construído. Enquanto o movimento concreto adere a um fundo dado, o abstrato cava no interior do mundo pleno no qual se desenrolava o movimento concreto, uma zona de reflexão e de subjetividade; desdobra ele mesmo seu fundo, sobrepõe ao espaço físico um espaço virtual ou humano.

Enquanto o movimento concreto ocorre no ser ou no atual e o gesto-movimento nasce da situação, sem pensamento interposto, o movimento abstrato ocorre no possível ou no não ser. Tem origem no sujeito, ou seja, é centrífugo.

O projeto motor, nesse caso do movimento abstrato, não visa a algo no mundo, visa ao próprio corpo como aquele capaz de romper a inserção do sujeito no mundo dado e de desenhar em torno dele uma situação fictícia (Merleau-Ponty, 1994). Desse modo, o movimento abstrato tem o próprio corpo como meta da sua ação.

É fundamental ressaltar que movimento concreto e abstrato não ocorrem de modo independente um do outro e que "a função simbólica não está separada dos materiais da visão e dos demais sentidos" (*ibidem*, p. 178). Com essa afirmação, Merleau-Ponty lembra-nos de que não se pode conceber psíquico e fisiológico como dimensões apartadas, mas que a visão organísmica, da qual ele comunga, compreende o organismo como um todo. Corpo biológico e fenomenológico, matéria, vida e espírito são dimensões que não podem ser pensadas separadamente.

> Os sentidos, como visão e tato, assim como o corpo próprio, apresentam o mistério de um conjunto que, sem abandonar sua particularidade, emite, para além de si mesmo, significações capazes de fornecer sua armação a toda uma série de pensamentos e de experiências. A motricidade, considerada no estado puro, possui o poder elementar de dar um sentido. (*ibidem*, p. 197)

O filósofo propõe que aquilo que torna possível o movimento abstrato é uma função de "projeção pela qual o sujeito do movimento prepara diante de si um espaço livre onde aquilo que não existe naturalmente possa adquirir um semblante de existência" (*ibidem*, p. 160). A capacidade humana de dar um semblante de existência ao mundo criou muitos artefatos e tecnologias, entre eles o ciberespaço.

O CIBERESPAÇO

Definido por Pierre Levy (1999) como o espaço de comunicação aberto pela interconexão mundial dos computadores e das memórias dos computadores, no ciberespaço há diversos modos de comunicação e interação: transferência de arquivos, armazenamento, banco de dados, acesso a eles, envio, recebimento, compartilhamento de uma telememória, troca de mensagens, correio eletrônico. Uma rede virtual mundial de comunicação que nos permite conectar-nos com coisas e pessoas vivenciando tempo e espaço de modo distinto daquele vivido no mundo material.

Ao pensar o ciberespaço, esse espaço virtual, rede-mundo onde estamos conectados virtualmente, deparamos com uma complexidade de aspectos e questões que poderiam suscitar discussões e reflexões de interesse da psicologia. Quando pensamos em conectividade, destaca-se para nós o movimento atual de manter-se conectado com aparelhos móveis (celulares e tablets) – que, como extensões do corpo, colocam-nos na fronteira do espaço real e do ciberespaço. Aí se apresenta para nós o problema do contato, ou seja, como podemos pensar o contato e os modos de subjetivação ou *selfing* diante desse aspecto tão fundamental da situação contemporânea?

Estamos interessados, sobretudo, no movimento que nos desvia do contato atual e lança-nos para o virtual ao exercer sobre nós uma atração, de modo quase inevitável e por vezes compulsivo, que podemos considerar, no extremo, uma atração fatal, no sentido de que "mata" a presença no mundo concreto aqui e agora.

Isso representa certo desaparecimento: o interesse na relação com o outro concretamente presente, aqui e agora, dá lugar a outro lugar e tempo, virtuais. De modo diferente do desaparecimento momentâneo do corpo no movimento da vida perceptiva, esse desaparecimento é mais prolongado e implica certa cisão do corpo e quase paralisia, ficando o movimento muitas vezes restrito às mãos ou aos polegares que manejam os dispositivos eletrônicos. O interesse está aparentemente dirigido para esse artefato eletrônico como uma figura, mas em verdade dirige-se ao mundo ao qual o artefato dá acesso. O sujeito entra numa espécie de transe que o faz desaparecer, assim como ao outro concretamente presente, e permanecer imerso em outro lugar e tempo, o que nos leva a perguntar para onde vai, o que busca, o que o atrai.

Sem perder de vista que se trata de um fenômeno complexo que, como tal, não pode ser sujeito a explicações reducionistas, "psicologizantes" ou que promovam uma "patologização", poderíamos exercitar tentativas exploratórias de resposta com base no que vimos planteando com Merleau-Ponty e a Gestalt-terapia – sem a pretensão de fazer de nossos exercícios de pensamento, que se seguem, afirmações conclusivas ou definitivas.

Poderíamos dizer, sem grandes hesitações, que o sujeito se encaminha para um universo abstrato; lugar do significado e da abstração, para onde se vai com o pensamento e a imaginação e onde não há relação imediata com a materialidade e a concretude do mundo presente, a não ser como representação. A motricidade, compreendida como poder de dar sentido à e sustentar a capacidade simbólica, está quase fora de jogo.

Como vimos, a compreensão merleau-pontyana da condição do sujeito, de ser situado como corpo no mundo embute um aspecto relativo à percepção que ele tem do mundo. Esta lhe é dada por uma visão parcial que oferece apenas perspectivas, ou seja, o mundo não pode ser visto de cima, com a visão panorâmica que temos quando sobrevoamos os lugares. Isso implica o fato de que, no mundo concreto e material, a relação seja de efemeridade com as coisas, que aparecem e desaparecem nos horizontes temporais e são vistas pelo sujeito apenas de uma perspectiva. Essa condição de incompletude convoca, provoca, move, instiga o sujeito ao movimento que lhe permitirá compreendê-las completamente, vê-las por inteiro, motivado pela necessidade de obter sentido – o que nunca é alcançado por completo e mantém eternamente o movimento da busca de significar o mundo.

Assim, no contato com o mundo atual, relaciono-me com a materialidade e a concretude do mundo – porque esse é um dos níveis da minha experiência das coisas – e, partindo desse contato presente, aqui e agora, tenho a potência de me lançar para o que ainda não existe e instaurar algo nessa virtualidade, nessa temporalidade futura do porvir, do que ainda será.

No ciberespaço não há espaço, tempo nem experiência tal como vivemos aqui. Como âmbito do significado e da abstração (Levy, 1999), lida-se com o que é impalpável: o sujeito relaciona-se com um universo abstrato para onde vai com o pensamento, mas não com o corpo movente, ainda que essa relação possa produzir emoções e afetos. Nesse sentido, uma das consequências possíveis é o aprofundamento de uma experiência solipsista, distanciada da situação concreta e que ocorre no âmbito do pensamento abstrato e da imaginação, sem apoio na experiência sensível.

Tal distanciamento pode evitar, ainda que momentaneamente, as limitações do mundo contingente, do outro semelhante que inquieta com sua diferença, das limitações da condição humana, do corpo, da percepção e da condição efêmera e fugaz da existência, em que a concretude do mundo e das coisas vai desaparecendo nos horizontes temporais e exigindo-nos trabalho.

Se pensarmos agora o virtual como ambiente de simulação, onde há uma estética do simulacro enquanto desaparição do real (Baudrillard, 1997; Virilio, 2015), podemos pensar em realidades fictícias/simuladas que não têm correspondência no real. O que nos leva a dois aspectos envolvidos com o corpo e a subjetividade.

O primeiro deles está relacionado a certa desmaterialização do eu. Sem os limites concretos do corpo material, vulnerável e mortal, do tempo e do espaço, contingentes, do outro que nos desafia sempre com sua diferença, o eu parece adquirir "superpoderes". Poderíamos propor aqui que o "Eu posso" se amplifica, também como uma ficção do eu. No ciberespaço, posso ver em três ou quatro dimensões, de todos os lados de uma vez, posso ir e voltar mantendo o objeto parado; ponho óculos e tenho acesso a realidades simuladas que não têm correspondência com nosso corpo sensório-motor no espaço material. Nos jogos virtuais posso voar, tenho olhos biônicos que dão *zoom*, não sinto medo de altura, pulo prédios, enfrento monstros, luto, atiro, mato e morro várias vezes, ressuscito outras, enfrento desafios inimagináveis para um ser humano. Construo cidades, reinos, compro ou conquisto ferramentas, produtos "materiais" e imateriais, crio personagens, estilos de ser e agir.

Sibilia (2015, p. 51) atribui à tecnociência contemporânea uma "inspiração fáustica", uma vez que almeja ultrapassar a condição humana, as limitações biológicas dadas pela materialidade do corpo. Nessa direção, as utopias pós-humanistas sonham com uma existência pós-humana e pós-orgânica, em que uma mente pura, sem corpo seria transferida para o virtual. O corpo é considerado pobre de recursos e recorrentemente desprezado (Ortega, 2008).

Poderíamos pensar, assim, em um eu ficcional, ancorado num espaço virtual, num corpo virtual. O "Eu posso" se amplificaria como uma ficção do eu, um simulacro ou avatar de mim mesmo. Originalmente, o termo "avatar" significa uma forma encarnada de Deus, o Ser perfeito. A palavra foi tomada pela informática para indicar as representações humanas em mundos no ciberespaço, tendo se tornado mais popular com o filme de mesmo nome, dirigido por James Cameron.

O tema tem sido muito discutido por teóricos de diversos campos, é complexo e guarda posições distintas, opostas e conflituosas, que não poderíamos abarcar aqui. Interessa-nos pensar, para além dos personagens de fato fictícios dos jogos e aplicativos virtuais, em outras ficções de si, as que se produzem com base nas imagens (concreta e metaforicamente falando) veiculadas nas redes sociais – o que nos leva ao segundo aspecto envolvido com o corpo e a subjetividade.

O problema da imagem está deveras conectado com essa discussão e foi conotado por Baudrillard (1997, p. 32) como uma encenação da ficção, uma autorreferência mortífera que aniquila o referente, sendo a imagem certa denegação do real. "Criar uma imagem consiste em ir retirando do objeto todas as suas dimensões, uma a uma: o peso, o relevo, o perfume, a profundidade, o tempo, a continuidade e, é claro, o sentido."

Na era tecnológica, predomina e importa a imagem do corpo, produzindo uma estética massificada. Quando pensamos nas imagens como clichês, objetos consumidos passivamente, controladas por padrões idealizados, essas imagens se aproximam da ideia de simulacro. Podemos então encará-las como imagens-ilusão, produzidas por uma estética massificada que controla e programa sujeitos e produz subjetividades.

Produzir imagens e vídeos, editá-los, posar e transformarmo-nos em imagens-clichê são atos que produzem outra forma de processos metamórficos de si. Criar representações imagéticas de si mesmo, sujeitá-las a múltiplas edições e mostrá-las como representantes de si não seria uma forma de colocar a singularidade fora de jogo? Ortega (2008) alude a um corpo descarnado, despojado de materialidade e experiência subjetiva. O autor faz uma crítica à sociedade contemporânea e discute o imperativo ascético como parte das práticas de biopoder no bojo da cultura da biossociabilidade, voltadas para a busca da saúde e do corpo perfeito. Nessa cultura, a aparência é central para a identidade, gerando sujeitos condenados à aparência, em que as bioidentidades deslocam para a exterioridade a construção e descrição de si.

A questão da imagem expressa um dilema entre ser e parecer, no qual passo a acrescentar ao meu eu, no processo de *selfing*, imagens-clichê ficcionais. Pensando no processo de contato e *selfing* como metamorfose dada pela relação corporal com o mundo e o outro, onde o sujeito, engajado na situação, é instado a movimentos e práxis; e considerando essa práxis como trabalho de criação que transforma a si e ao mundo, produz formas a partir de um estilo singular de ser, podemo-nos perguntar sobre as consequências desse modo de existir, virtualizado e imagético, nos processos de subjetivação.

Questionamos se esse movimento de embarcar na nave do ciberespaço, metamorfoseando-se em imagens idealizadas de si, não envolveria uma reedição atualizada de ideologias e formas de dominação que alijam o corpo e a experiência, gerando formas contemporâneas de alienação que minam a potência do corpo-tempo (Alvim, 2015). Em sentido semelhante, para Deleuze, a imagem-clichê é sintoma e agente do esvaziamento de nossa potência de pensar (Gueron, 2011).

Virilio (2015, p. 36) relata a história da cantora Amanda Lear, que tirou os espelhos da casa, substituindo-os por um circuito de vídeo com sua imagem. A qualquer momento ela poderia editar as imagens, parar de transmitir ou colocar fotografias que congelassem sua idade, seu peso, sua pele.

Seria esse fenômeno um ajustamento que expressa certa impotência diante do imperativo contemporâneo de beleza e juventude? Obviamente não podemos responder a essa pergunta sem levar em conta a singularidade daquela situação. Mas, ainda que sem resposta possível, a pergunta incita-nos a pensar nas forças socioculturais e políticas ali implicadas.

Em uma sociedade onde os coletivos são desarticulados, privando os sujeitos de uma relação com o outro e do exercício da alteridade; onde há fragmentação e desarraigamento social, o individualismo assume novas formas que reeditam e atualizam um movimento de retração para si mesmo.

Podemos pensar nessa atração fatal pelo virtual como um movimento que tem um aspecto de retração sobre si, quando mata a presença do outro e do mundo ao redor. Quando apaga o olhar do outro sobre mim e minha escuta do outro. "O percurso, o lugar, o espaço, o tempo, o outro materialmente presentes estão ausentes" quando o sujeito embarca "nessa nave-eu, nesse *solus ipse* ora indivíduo-moderno, ora rede pós-moderno" (Alvim, 2015, p. 65).

Nessa nave-eu, o poder do "Eu posso" transforma-se em um pseudossuperpoder que me confere a ilusão da onipotência. Há um aprofundamento da autorreferência, uma valorização do eu construído em torno de imagens e relações virtuais que me permitem evitar a contingência da existência concreta. Seleciono a comunidade da qual faço parte, tenho poder de deletar o outro, de me editar, de realizar exibições e performances.

A fugacidade da vida vira um grande espetáculo, que poderia ser pensado, tal como propõe Paula Sibilia (2008, p. 270), num show do eu como espetacularização da intimidade e da vida, em que "cresce a sensação de que só acontece aquilo que se exibe em uma tela".

Na idealização espetacularizada do eu, no afastamento da experiência e do outro e na dessensibilização e anestesia do corpo, expandem-se novas formas de controle e dominação, agora agenciadas pelos domínios virtuais.

Em suma, podemos falar de certa desterritorialização do mundo concreto e contingente como um desengajamento da situação aqui-agora, resultado de certo tipo de experiência com a tecnologia e o virtual. Quando essa experiência é vivida compulsivamente como uma espécie de atração fatal, temos em consequência a morte da presença, com o desaparecimento do corpo, do eu e do outro concretos, que são sobrepujados pela experiência do tempo e do espaço infinitos e subjetivos, na potência demiúrgica de um eu avatar que pode, tornado ficção, criar subjetividades e mundos múltiplos e espetaculares.

A lógica produtiva, de modo diferente e talvez inverso, também promove um estado mortificado de existência, fazendo "desaparecer" o corpo, a presença e o outro pela aceleração do tempo, do movimento e do fazer (Alvim, 2015). Em um movimento rotatório de alta velocidade, o sujeito gira em torno de si, conectando-se de modo quase imperceptível com o outro e o mundo.

O movimento aqui é concreto e centrípeto, de fora para dentro, controlado e gerido por forças do sistema ideológico produtivo que estão introjetadas como hábitos, modos de sentir e agir automatizados que, ao mesmo tempo que permitem ao sujeito pertencer ao mundo social, não se atualizam, estão desligados do sentir e da força criativa singular. Assim, podemos falar em corpos mecanizados e mortificados que, sobrecarregados e movidos por outro tipo de ilusão de onipotência, giram de modo retrofletor em torno de si, solitários e robóticos.

Em ambos os casos, quase sempre sintomático, o corpo fala e grita por uma escuta que o reintegre como dimensão da vida, modo como chega à clinica. É promovendo um retorno ao corpo vivo que dialoga com o outro aqui e agora, se afeta, descentra e cria que poderemos criar na clínica um *ethos* de resistência às forças instituídas.

Buscando evitar as armadilhas de um pensamento saudosista que aliena a realidade em prol de certa situação passada e idealizada como perfeita, entendemos ser necessário encarar a situação contemporânea como um fenômeno que se apresenta e nos afeta, exigindo criação de novas formas como resposta ao campo. Com essa discussão, buscamos trazer elementos para alimentar nosso olhar para os sujeitos e os modos de subjetivação contemporâneos, ampliando nossa potência de escuta e de fazer clínicos na perspectiva da Gestalt-terapia.

REFERÊNCIAS

ALVIM, M. B. "Awareness: experiência e saber da experiência". In: FRAZÃO, L. M; FUKUMITSU, K. O. (orgs.). *Gestalt-terapia: conceitos fundamentais*. São Paulo: Summus, 2014, p. 13-30.

_____. "Corporeidade e trabalho: o corpo-tempo que faz (e se faz) mundo". In: ALVIM, M. B.; CASTRO, F. G. (orgs.). *Clínica de situações contemporâneas: fenomenologia e interdisciplinaridade*. Curitiba: Juruá, 2015.

_____. "O lugar do corpo e da corporeidade na Gestalt-terapia". In: FRAZÃO, L. M; FUKUMITSU, K. O. (orgs.). *Modalidades de intervenção clínica em Gestalt-terapia*. São Paulo: Summus, 2016, p. 27-55.

BAUDRILLARD, J. *A arte da desaparição*. Rio de Janeiro: Ed. da UFRJ/N-Imagem, 1997.

GUERON, R. *Da imagem ao clichê, do clichê à imagem: Deleuze, cinema e pensamento*. Rio de Janeiro: Nau, 2011.

LEVY, P. *Cibercultura*. São Paulo: 34, 1999.

LOUPPE, L. *Poéticas da dança contemporânea*. Lisboa: Orfeu Negro, 2012.

MERLEAU-PONTY, M. *O primado da percepção e suas consequências filosóficas*. Campinas: Papirus, 1990.

_____. *Fenomenologia da percepção*. São Paulo: Martins Fontes, 1994.

MILLER, M. V. "The self and other errors – A meditation on reflexivity and beyond". In: ROBINE, J.-M. (org.). *Self: a polyphony of contemporary Gestalt therapists*. Bordeaux: L'Exprimerie, 2016, p.291-316.

ORTEGA, F. *O corpo incerto: corporeidade, tecnologias médicas e cultura contemporânea*. Rio de Janeiro: Garamond, 2008.

PERLS, F.; HEFFERLINE, R.; GOODMAN, P. *Gestalt-terapia*. São Paulo: Summus, 1997.

SIBILIA, P. *O show do eu: a intimidade como espetáculo*. Rio de Janeiro: Nova Fronteira, 2008.

_____. *O homem pós-orgânico: a alquimia dos corpos e das almas à luz das tecnologias digitais*. 2. ed. Rio de Janeiro: Contraponto, 2015.

TÁVORA, C. B. "Self e suas funções". In: FRAZÃO, L. M.; FUKUMITSU, K. O. *Gestalt-terapia: conceitos fundamentais*. São Paulo: Summus, 2014.

VIRILIO, P. *Estética da desaparição*. Rio de Janeiro: Contraponto, 2015.

5.
Quando um corpo é *humano*? Corporalidades, tecnologias e a interface eu-outro na contemporaneidade

Claudia Baptista Távora

NÃO APENAS MATÉRIA, SUBSTÂNCIA, natureza. Não apenas construção, discurso, cultura. O *humano* e seu aspecto mais imediatamente visível, o *corpo*, não podem se sujeitar às dicotomias preconizadas pelo saber científico ou pelo saber psicológico tradicionais. O *corpo humano* só pode ser entendido na complexidade de suas relações com outros elementos do mundo – natural e cultural. Essas relações constituem mesmo uma história do corpo, em que é possível identificar formas, narrativas e valorações distintas. A arte e a literatura são ricas em expressões que registram essas variações.

Como clínica, pesquisadora e autora, há longo tempo sou atraída e interessada pelos processos compreendidos pela ótica de *self*, ou seja, daquilo que emerge como experiência de "si mesmo", seja em trabalho psicoterapêutico ou na vida de alguém. Assim, tenho investido na discussão da relação entre os aspectos "profundo" e "superficial" da subjetividade (Távora, 2001; 2009). Tal é o caminho que me conduz à questão da corporalidade.

A emergência da experiência de si mesmo no mundo é complexa. Assim como o corpo da criança se forma no interior do corpo da mulher-mãe, a subjetividade ou o sentido de si mesmo desperta a si próprio envolvido no mundo. Esse processo inclui a busca do olhar do outro e o retorno desse olhar, carregado de sentidos valorativos, para si. Os sentidos de si mesmo emergem na superfície de contato e se processam no tempo-espaço entre os corpos que se afetam reciprocamente.

A corporalidade envolve aspectos corporais *strictu sensu* e também aspectos "mais que corporais" (Távora, 2005; 2014), relacionados aos afetos e aos movimentos, ao engajamento e à ação sobre o mundo. Assim, a corporalidade se integra a narrativas sobre o ser, o corpo e o humano; e também a narrativas correlatas sobre o mundo e a vida – e sobre temas do mundo da vida, como saúde, doença, beleza, potência, trabalho, desejo, autonomia, sexualidade, nutrição, concepção, gestação, infância, velhice, morte e muitos outros.

A experiência de "si mesmo", utilizada como termo contemporâneo, abarca e transcende a noção de identidade e transforma o sentido de "eu". A teoria da clínica contemporânea enfatiza as ligações e os vínculos. Em linguagem fenomenológica, os processos e as funções de contato caracterizam um grande e intenso "entre", um território de fronteira e de contato com a alteridade. Essa experiência de si mesmo se complexifica ainda mais diante da gigantesca mudança que ocorre na etapa mais recente de desenvolvimento.

Não cabe neste artigo descrever todas as etapas da história do ser humano, do corpo e de suas relações – de *Homo sapiens* a homem genoma, de ser pensante a máquina orgânica, de matéria e pensamento a energia e informação. Sobre essa história podemos perceber "a ambiguidade da existência de aspectos humanistas e anti-humanistas" (Arendt e Costa, 2005). Pode-se dizer que a estética vigente na contemporaneidade é mais sensível à diversidade e às singularidades das experiências subjetivas e corporais. Porém, na verdade e sob mais atenta observação, percebe-se que ela ainda compõe a explicação das diferenças individuais com a existência de modelos e padrões.

Agora mesmo, pesquisas atuais argumentam o predomínio do aspecto "informação". No modelo molecular-informático, a natureza é decomposta e praticamente recriada. Se somos "código", a prevalência do orgânico sobre o não orgânico é posta em xeque. Vamo-nos aproximando da superação dos limites da matéria, da superação das limitações do organismo – inclusive as de espaço e tempo.

Assim acontece também a transformação da *corporalidade*, conforme atravessada por fatores diversos, característicos da era tecnológica.

O olhar sensível da clínica permite perceber que não somos tão soberanos quanto pretendem muitas das teorias e técnicas psicológicas. Nosso mundo mental, emocional e corporal se adapta às possibilidades de nossa expressão, aos seus caminhos e às suas orientações possíveis. Essas possibilidades podem ser criadas por nós, mas são também fruto de discursos e narrativas que envolvem conflitos de hegemonia relacionados aos novos poderes. Escolhemos dentro de certo campo de possibilidades e de exigências – ou, no mínimo, de demandas. Assim, por exemplo, a sociabilidade torna-se, hoje, praticamente um sinônimo, usado com menor frequência, para "redes sociais".

É necessário esclarecer que não se trata de demonizar o desenvolvimento científico e tecnológico. Ele já faz parte de nossa história há muito tempo. Considera-se que desde o século XV, com a criação de máquinas (simplórias, do ponto de vista atual) e a multiplicação de seus produtos, o cenário da relação entre homens e instrumentos foi-se alterando sem parar, passando esses artefatos (como o relógio) a ditar o ritmo dos corpos.

Em diversas situações cotidianas, aparelhos, instrumentos e máquinas já se incorporaram ao cotidiano de tal forma que é muito difícil imaginar a vida humana sem eles. E, em situações extremas, reconhecidamente limitantes ou de risco para os corpos humanos, é quase impossível não reconhecer o que o desenvolvimento técnico e tecnológico pode agregar. Poderíamos citar diversos exemplos, mas por ora vamos considerar intervenções na recuperação de possibilidades vitais, em áreas como percepção, cognição e movimento.

Recentemente, por exemplo, por ocasião dos jogos paraolímpicos no Rio de Janeiro, houve a oportunidade de contato com algumas formas diferentes de interação e convivência saudável entre o corpo, a técnica e o outro. Botas unindo pernas de pais e filhos, próteses permitindo danças harmônicas e provas de velocidade, saltos em cadeiras de rodas trouxeram para fora do mundo da invisibilidade corpos diferentes dos modelos de conformidade anatômica. Não enfatizo a forma de espetáculo transmitida ao mundo, mas a possibilidade de compartilhamento maior de experiências diferentes, experiências de esforço e superação de limites humanos, físicos e corporais – e também emocionais. Esse compartilhamento poderia ser ainda maior caso a composição dos eventos olímpicos e paraolímpicos admitisse algum intercâmbio mais direto entre todos (Bastos, 2016). Afinal, as histórias individuais de superação nas aventuras e desventuras humanas têm a capacidade de mover e unir as pessoas.

Essas imagens podem falar da interação de aspectos componentes da corporalidade e da subjetividade na contemporaneidade. A corporalidade pode encontrar apoio e suporte nos artefatos. O técnico com frequência coaduna com o humano. E então o humano se recompõe e se restrutura. O contato e a interação *corpo-coisa-outro* podem produzir coesão e integração. O resultado pode ser funcional, saudável – e até mesmo belo.

Mas a tecnologia vai muito além. A relação e a interação corpo-coisa levam-nos a caminhos mutantes do humano. Nos melhores momentos, quando todo o aparato disponível para a "otimização" de nossas tarefas cotidianas funciona razoavelmente, chega a ser lúdico, como no antigo desenho animado *Os Jetsons*, de 1962. Mas os caminhos que nos aproximam do Super-Homem seriam mesmo diferentes dos que podem criar uma geração de Frankensteins? (Shelley, 1831) Ainda há muito a descobrir e a discutir sobre as relações entre cognição e emoção enquanto se tenta criar o robô – ou o corpo – perfeito.

Na contemporaneidade, não se trata mais apenas da oferta de apoio ou suporte tecnológico ao humano. Os desenvolvimentos e desdobramentos na era tecnomidiática-informatizante caracterizam-se como um conjunto de dispositivos que se incorpora de modo antes impensável ao sujeito. As interações habituais, deliberadas ou não, com esses objetos específicos – os aparelhos eletrônicos móveis de conexão – não se restringem a fazer a intermediação do contato. Assim como os fios de extensão que levam a eletricidade de um ponto a outro, *esses dispositivos tornam-se "extensões" do corpo, do pensamento e do sentimento*. Oportunizam a *"extensão da presença"* e permitem uma espécie singular de *"projeção"* do corpo. Desde o despertar pelo alarme do aparelho celular, já estamos conectados a um sem-número de outros aplicativos que nos acompanham no decorrer do dia e no desenrolar de tarefas e competências, condicionando nosso corpo. Seja pela ponta dos dedos em que teclamos mensagens, pelos fones de ouvido em que entram variados tipos de áudio ou pela visão de telas e janelas que se abrem infinitamente, gerando uma visão singular do cotidiano, que não é mais necessariamente delimitado pelo tempo presente ou pela proximidade espacial.

Ação, percepção e interpretação se misturam e por vezes se confundem no espaço e no ciberespaço, pondo em xeque a máxima de que um corpo não pode ocupar dois lugares ao mesmo tempo. Podemos ser levados em um milésimo de instante de qualquer lugar – a mesa de café da manhã, o vagão do metrô, o quarto de um filho etc. – à vida de outras pessoas e à intimidade de outros corpos. Porém, nessa projeção há múltiplas conexões e múltiplos lados. O interesse de cada um dos envolvidos cria e direciona diferentes trajetórias.

Em contraposição às imagens anteriores, de corporalidades que se aventuram e se elevam acima da desventura, recorro a uma situação recente, também ocorrida no Rio de Janeiro. Essa imagem vem acompanhada de uma tarja preta. É a jovem de 16 anos desacordada em um quarto real de uma comunidade local, depois de um estupro coletivo seguido da divulgação de fotos e vídeos, caso que gerou inquérito e polêmica. Essa imagem é também seu duplo, replicado e multiplicado na transmissão por aparelhos celulares e outros que tais. Duplo de vida humana atravessada por interpretações que não pertencem mais apenas àquela pessoa; assim como também deixa de ser apenas dela seu corpo, captado e exposto a desígnios que não cabem em conceitos simplistas ou moralistas.

A corporalidade exposta e "visualizada" pela multidão, ainda maior que o conjunto de estupradores "reais", aponta para a possibilidade de violação e ruptura de integridade física, mental e emocional de um novo tipo. Na contemporaneidade, vive-se uma forma singular de exposição que torna muito delicada a questão da privacidade e da intimidade.

Esse fato extremo pode funcionar como catalisador de uma discussão sobre a forma como os adolescentes e jovens em geral se desnudam para câmeras de todo tipo. Ou sobre a forma tácita como assistimos do sofá a corpos sendo dinamitados em conflitos e guerras. Ou mesmo imagens mais próximas, como a que circulou recentemente, de um corpo caindo do alto de um morro na zona sul do Rio de Janeiro durante um tiroteio. Estranha versão para *Vertigo – Um corpo que cai*, filme dirigido por Hitchcock em 1958. Podemos mesmo pensar uma espécie de "vertigem" coletiva contemporânea, à que nos acostumamos, mal estranhamos e se torna quase "natural". Como isso convive com a possibilidade da "inteligência coletiva" distribuída por toda parte, que pode resultar na mobilização efetiva das competências humanas (Levy, 1999)?

Observamos que os elementos e as dinâmicas envolvidas na constituição dos processos de si mesmo – em que a corporalidade se coloca como suporte fenomenal – incluem fatores que não são apenas biológicos, familiares e sociais, mas também derivados dessas conexões múltiplas com pessoas e aparatos. Assim, por exemplo, as crianças de hoje têm dedinhos tão ágeis que parecem ter "teclado" durante toda a gestação e aperfeiçoado essa habilidade. Isso sem dúvida abre caminhos na cultura técnica, mas não extingue a gama de aspectos componentes do humano. A não ser que se cogite a extinção de comportamentos como o toque carinhoso das mãos, a conversa face a face ou o olhar olhos nos olhos. Conhecemos a importância destes últimos para o desenvolvimento da empatia e de correlatos como respeito, tolerância etc. Como as crianças saberão (se é esperado) que elas podem olhar diretamente para alguém com quem falam – e não que mantenham o rosto baixo e voltado para o aparelho de conexão – se isso não é valorizado na experiência cotidiana? As linguagens do olhar e outras relacionadas já se tornaram ou se tornarão obsoletas?

Assim, pergunto onde estão os limites, se é que existem. A autorregulação organísmica é um conceito capaz de funcionar na compreensão da adaptação e do ajuste criativos na contemporaneidade midiática e internética?

De campos afins como a filosofia, a epistemologia e as ciências sociais, além de Levy (1993) também contribuem para a questão Deleuze e Guattari (1987) e Latour (2002), dos quais tomamos principalmente a ênfase no caráter *heterogêneo* dessas *conexões múltiplas* constitutivas dos processos de subjetivação e da corporalidade. Latour afirma que esses processos abraçam elementos não humanos. Entendemos que não o fazem sem relação com a ampliação do próprio conceito de humano presente na análise dos primeiros autores. Trata-se de um humano – e de um corpo humano – que se dobra, se des-dobra, se forma, se deforma, se conforma e se transforma.

Composição de heterogeneidade: as formas de vida humana e da corporalidade são como rostos e corpos de Picasso. *Estética complexa* convivendo com a ideia de modelos homogêneos. Paradoxo intrínseco à questão do humano e da corporalidade.

Na clínica psicológica de orientação gestáltica e fenomenológica, as relações sociais são consideradas primeiras e as pessoas, delas derivadas (Perls, Hefferline e Goodman, 1997). A sociabilidade ou a "relacionalidade" não se resolve nem se explica pura e simplesmente por meio de influência ou comunicação. *Atitudes sociais compartilhadas* são constitutivas dos próprios processos de configuração pessoais.

Que atitudes sociais são compartilhadas na contemporaneidade? Que sensos de "si mesmo" e de "outro" são cultivados? Que formas de corporalidade são vividas? Como relacionamos nosso corpo com o do outro? Que relação existe hoje entre exposição do corpo e vergonha do corpo? Quais são as regras, as obrigações, as proibições, as repulsas, os desejos, os gostos e as aversões que balizam as vivências da corporalidade? Que valores compõem a ética inerente a essa vivência na contemporaneidade? Como ela inclui ou exclui o tempo da espera e o espaço de cada um e de todos?

A noção de *self* (Távora, 2014) denota uma *habilidade especial do organismo humano* em contato permanente com a totalidade de seu ambiente, uma habilidade fenomenológica de fronteira. A característica desse processo é de engajamento e ação, envolvendo não apenas aspectos mentais como também corporais, à medida que as pessoas se movem, agem, sentem-se em contato com os diversos componentes do mundo. O corpo não se restringe ao organismo físico porque é, sobretudo, *corpo percebido* (Köhler, 1947). Na contemporaneidade, com novas formas de exposição e contato, novos ajustamentos de *self* e de sua face corporal são requeridos. Essa habilidade especial é desafiada de formas diferentes, mas continua sendo aquilo que podemos acessar em psicoterapia por meio do diálogo presente.

Quando falo em "extensão" de *self* e em corporalidade "estendida", não é propriamente no sentido da *res extensa* oposta à *res cogitans* de Descartes, uma vez que a divisão entre corpo e mente deixa de fazer sentido. Refiro-me a essa extensão do corpo percebido por prolongamentos reais e virtuais, como dedos grudados a celulares, cabeças com hastes para monitores de vídeo, ouvidos colados a fones etc. E às crianças "nativas digitais", que recebem desde muito cedo um conjunto de mídias, aplicativos e internet, de forma que ele constitui uma linguagem principal, quase uma língua materna. Falo dessa geração que tem mãozinhas inquietas e parece sentir a falta do "membro amputado" quando na ausência de um aparelho de conexão qualquer. Com frequência isso acontece sem que se questione o possível impacto indesejável em um conjunto de habilidades desejáveis. A complexidade da composição heterogênea do humano exige o cuidado.

Na contemporaneidade, cresce a proporção de possibilidades do que um corpo faz ou pode fazer – e daquilo que pode ser feito com um corpo ou a um corpo. Isso coloca a nós, psicoterapeutas, as perguntas: "O que torna um corpo propriamente humano?" "Que tipo de critérios se utilizam para definir saúde, beleza, coesão, integridade, autonomia e humanidade?" "Esses termos configuram critérios?" "É desejável ter critérios?"

Imagem, peso corporal, força física, erotismo e sexualidade, entre outros, são aspectos da corporalidade que sempre tiveram e continuam tendo diferentes valorações em grupos culturais e em momentos distintos. A difusão de informação e acesso que a tecnologia informatizante e informatizada proporciona não significa que as diferenças são ou devem ser suprimidas. Também a clínica aponta-nos, com vivências da corporalidade que são inigualáveis, como algumas vivências de aniquilamento ou esfacelamento características da psicose. A literatura relata experiências significativas como a de acordar metamorfoseado em inseto (Kafka, 2000).

Na contemporaneidade, vemos a vida e a humanidade se decompondo e recompondo, e os sentidos de si mesmo e de corporalidade se transmutando, inevitavelmente. Espera-se que possamos também, na clínica, observar e discutir os vínculos de teoria e técnica com *visões desse mundo, dessa humanidade e dessa corporalidade um tanto híbrida*. Corporalidade que se define por sua qualidade de afetar e ser afetada, de ser movida e de colocar em movimento, *registro de sensibilidade e de ação sobre aquilo de que o mundo é feito*. E que não pode ser restrita à condição prática implicada em toda situação em que o corpo do outro é objeto de uma estratégia.

Como processo e função da fronteira de contato, *self* é um conceito contemporâneo, porque conectado e conectante. Contato supõe e implica movimento, passagem, tradução. A imagem que proponho é a de formas de *self* sem enquadre ou fechamento definitivo, com pontos de diferentes densidades, permitindo a interpenetração do "espaço" interno e externo, assim como uma maior diferenciação e integração entre diferentes níveis de experiência (Távora, 2005). Nesse sentido, qualifico a noção de *self* – processo de si mesmo – como *interface capaz de traduzir elementos heterogêneos* no contato entre *corpos, linguagens* e os *mundos natural e cultural contemporâneos*. Como interface, o conceito de *self* pode operar ligações entre conteúdos e continentes (Távora, 2015-2016).

As questões da corporalidade e do humano na contemporaneidade podem se enriquecer com o uso da noção de *self* como interface. Essa noção tem o sentido de ponto de passagem de continentes e conteúdos, lugar de tradução em que se podem operar a escolha e a atualização de crenças, valores e atitudes. Diante da complexidade de sistemas combinados em sua composição, o humano pode ser compreendido como operador de um diálogo funcional-estrutural dentro do qual sua natureza não é invariável.

Quando a humanidade parece se superar e ao mesmo tempo estar cada vez mais longe de si mesma, a habilidade criativa de *self* e a aproximação com a noção de interface podem-nos aproximar do humano no sentido ético que compreende. Assim utilizada, a noção de *self* não pretende apenas, nem mesmo principalmente, proteger conteúdos intrínsecos ao eu ou ao corpo, mas também ser continente para abranger tanta alteridade e tantos elementos estrangeiros quanto propõe a vida contemporânea. E, a partir daí, operar a qualidade subjetiva de posicionamento, fazendo o humano contemporâneo emergir em versão atualizada de si mesmo, de seu corpo, do outro e do mundo – para confrontar o paradoxo ético (e estético) da habilidade-aventura-problema, ao qual a corporalidade remete. As novas imagens do humano e da corporalidade, então, mesmo que submetidas à imprevisibilidade de destinos ou a mutações de natureza, poderão se fundar nessa incansável relação com o mundo para ser discutidas e humanizadas.

REFERÊNCIAS

ARENDT, R. J. J.; COSTA, C. A. M. "O corpo como fe(i)tiche – Possíveis contribuições do pensamento de Bruno Latour à psicologia". *Mnemosine*, v. 1, n. 2, 2005, p. 47-74.

BASTOS. A. "Alice no país da Paralimpíada". *O Globo*, 19 ago. 2016, p. 21.

DELEUZE, G.; GUATTARI, F. *A thousand plateaus: capitalism and schizophrenia*. Minneapolis: University of Minnesota Press, 1987.

KAFKA, F. *A metamorfose*. São Paulo: Companhia das Letras, 2000.

KÖHLER, W. *Gestalt psychology*. Nova York: Liveright, 1947.

LATOUR, B. *Reflexão sobre o culto moderno aos deuses fe(i)tiches*. São Paulo: Edusc, 2002.

LEVY, P. *Tecnologias da inteligência*. Rio de Janeiro: 34, 1993.

_____. *Cibercultura*. Rio de Janeiro: 34, 1999.

PERLS, F.; HEFFERLINE, R.; GOODMAN, P. *Gestalt-terapia*. São Paulo: Summus, 1997.

SHELLEY, M. *Frankenstein*. Londres: Colburn & Bentley, 1831.

TÁVORA, C. B. "Da falsa profundidade à complexidade da superfície: investindo a teoria do self pelo vetor da temporalidade". VIII Encontro Nacional de Gestalt-terapia e V Congresso Brasileiro da Abordagem Gestáltica, Fortaleza (CE), out. 2001.

_____. "Do self ao selfing: o estrutural e o processual na emergência da subjetividade". In: HOLANDA, A. F.; FARIA, N. J. de. *Gestalt terapia e contemporaneidade*. Campinas: Livro Pleno, 2005.

_____. "Três ensaios sobre o self: intencionalidade, crise e mudança". In: PINTO, E. P. (org.). G*estalt-terapia: encontros*. São Paulo: IGSP, 2009.

_____. "Self e suas funções". In: FRAZÃO, L. M.; FUKUMITSU, K. O. (orgs.). *Gestalt-terapia: conceitos fundamentais*. São Paulo, Summus, 2014.

_____. "'Because the world is round it turns me on'. Self as the form-content interface in contemporary clinical practice". In: ROBINE, J.-M. (org.). *Self: a polyphony of contemporary Gestalt-therapists*. Saint-Romain-la-Virvée: L'exprimerie, 2015-2016.

6.
Imagem corporal e o lugar que o corpo ocupa na contemporaneidade

Angela Schillings

A CONDIÇÃO HUMANA PODE ser entendida como uma ocorrência da vida que se expressa no corpo e pelo corpo. Fenomenologicamente, compreendemos que o corpo é a própria experiência humana, estabelecendo trocas materiais, sensoriais e simbólicas da sua existência com a existência do mundo. Ele é o próprio ser em sua expressão original. Segundo Merleau-Ponty (1999), tornamo-nos habitantes do mundo pela experimentação da apreensão e percepção por meio dos sentidos, dando-lhes significados; além disso, o domínio do simbólico habita o corpo, sem dividi-lo em psíquico e biológico. Somos capacitados para a relação permeável (física, sensorial e verbal), que nos qualifica como possibilidades na fronteira de contato. Portanto, viver é estar em contato com o mundo; no contato, são criadas possibilidades de descentramento e somos convidados a existir (Gomes, 2011).

No corpo portamos a marca da vida onde está impresso o repertório singular e cultural; carregamos mensagens simbólicas presentes no nosso comportamento social em relação ao corpo e no comportamento deste em relação à sociedade (Gomes, 2011). Portanto, a interação de um indivíduo com outros indivíduos se dá por intermédio do corpo e de suas múltiplas linguagens. "Em qualquer movimento, ou mesmo em sua ausência, haverá sempre um sentido, uma mensagem a ser lida por um corpo vivo diante de outro [...]" (Rodrigues, 2014, p. 125).

A condição humana é paradoxal, já que não podemos tornar-nos nós mesmos a não ser na relação com o mundo. Sendo os corpos construídos numa complexa conectividade entre o ser biofísico, social e cultural, a forma como essa construção ocorre varia tanto entre os indivíduos de uma mesma cultura como de uma cultura para outra (Peres, 2014). Cada sociedade age em cada um de nós conferindo atributos que nos identificam e nos fazem ser reconhecidos como semelhantes; temos registrados em nós a expressão das múltiplas linguagens verbais e não verbais que organizam os significados sociais.

Segundo Kamper (*apud* Gomes, 2011, p. 40), na sociedade contemporânea as relações sociais baseadas nas tecnologias informacionais e comunicacionais são velozes e nos dão "asas" para alçarmos voos conectados numa relação tempo-espaço instantânea. Por outro lado,

> temos um corpo que se tornou invisível porque pouco vemos o nosso corpo e, ao mesmo tempo, [o] vemos [...] em demasia através de imagens do corpo. O corpo que nos é invisível é aquele corpo vivo, o corpo das entranhas, do sentido; o corpo esquecido [...] que, pelo excesso do visível, não mais o enxergamos. Transformamos o corpo vivo em imagens do corpo.

A cultura da contemporaneidade coloca-nos diante de ideais de modos de ser que engendram uma busca desenfreada de aceitação por formas padronizadas, impostas pela mídia. Podemos, mais do que nunca, ser autônomos para tomar decisões sobre nossos projetos e caminhos; ao mesmo tempo, porém, essa liberdade é bombardeada por propostas globalizadas do que devemos ter e fazer para sermos aceitos nas relações sociais. É possível que estejamos mais solitários do que nunca diante da exposição constante à mídia e do que ela nos exige, fabricando modelos ideais.

Importante destacar que, sem dúvida, existem grupos e pessoas que se movem em direções diferentes desta, sendo mais flexíveis e aproveitando o que a mídia oferece – criando formas próprias de confeccionar modelos singulares que lhes sirvam e lhes sejam apropriados. Também existem grupos e pessoas que se movem na direção contrária, atacando o que a mídia oferece de forma generalizante; muitas vezes, ao agirem assim, criam formas antagônicas ao que é propagado, gerando um modelo às avessas daquele que é veiculado. Parece que tal forma de contraposição acaba criando algo semelhante, porém na direção oposta. De toda sorte, os grupos que aqui destacamos são uma boa parte da população brasileira que busca o corpo midiático que expressa um lugar social.

No mundo contemporâneo, a publicidade imprime a marca de que o organismo saudável é revestido de beleza, consagrando ao corpo idealizado um espaço cada vez maior, o que incentiva a insatisfação com o corpo real que se habita e a concomitante insatisfação com um modo de estar no mundo – insatisfação essa que acaba se tornando uma característica da sociedade atual, o que também a diferencia das anteriores. Há um impulso para uma constante inovação que parece nunca poder parar (Peres, 2014).

Em Gestalt-terapia, o contato ocorre no campo organismo/ambiente e sempre em consonância com a necessidade singular do organismo e as possibilidades disponíveis no meio; só assim o processo pode ser equalizado. Abre-se uma Gestalt, busca-se seu fechamento. Ao abri-la, a relação se intensifica; ao fechá-la, há relaxamento na relação de campo, ou seja, organismo e meio se autorregulam no processo de vida. Se, nesse processo, as funções da interação organismo/meio ficam comprometidas, seja pela parte meio ou pela parte organismo, estaremos diante de uma interrupção ou paralisação do contato: o ciclo é interrompido e as duas partes do campo não têm mais a perspectiva de troca saudável entre si.

Considerando que a vida é feita de atualizações que transformam o já existente em algo novo de forma constante – num fluxo figura/fundo ou conservação/crescimento –, como é possível ocorrer crescimento sem assimilação?

Estamos vivendo numa era em que assimilamos muito pouco do tanto que nos é oferecido pela urgência de consumir cada vez mais. De necessitarmos ter mais recursos externos sem, na realidade, podermos usufruir daquilo que acabamos de conquistar. Como não ter o novo modelo de celular, de carro, de roupa e assim por diante? É necessário que seja novo a todo momento e isso, na maioria das vezes, não nos dá tempo para que o que acabou de chegar seja utilizado e transformado pelo uso e pelo tempo – como a vida nos mostra constantemente em nosso corpo e nas vivências que pouco a pouco vão sendo usufruídas e transformadas.

Em alguns temas contemporâneos, isso é bem mais visível do que em outros, sobretudo na luta constante que acabamos por travar para impedir que nosso corpo envelheça e a velhice se presentifique em nós. Nas formas prescritas pelos padrões sociais atuais, devemos manter-nos sempre jovens.

Tomando a juventude como parâmetro (e até mesmo exigência), não é mais permitido envelhecer, ocorrendo uma desvairada corrida contra o tempo. Repudia-se a velhice, pois esta e a consequente finitude tornaram-se inimigos a ser combatidos. O fato de termos vivido incontáveis experiências não mais significa ter realizado uma obra que preenche a vida humana. Segundo Ortega (2008), os idosos na atualidade são apresentados pela mídia como saudáveis, joviais, autoconfiantes, sexualmente ativos e engajados – ou seja, se não formos velhos que agimos e nos apresentemos como jovens, a velhice não merecerá um lugar de existência no mundo. Parece que vivemos, portanto, na era da gerofobia. Todos nós seremos velhos, caso a vida nos dê essa oportunidade, porém desejar uma vida longa, numa sociedade que desvaloriza a velhice, é sem dúvida um grande desencontro de realidades.

Já que o estilo da juventude deve ser seguido em atitudes e comportamentos – e também, de forma irreal, na aparência física –, ter formas esbeltas, magras e ao mesmo tempo com força muscular torna esse ideal de beleza muito difícil de ser alcançado. A supervalorização da aparência gera a busca de um corpo esculpido, bronzeado, muitas vezes siliconado e lipoaspirado, fazendo aumentar a dicotomia entre o corpo que se tem e aquele que se deve ter. Não por acaso as clínicas de cirurgias estéticas estão abarrotadas. De acordo com a Sociedade Brasileira de Cirurgia Plástica (2014), o Brasil lidera o ranking de intervenções cirúrgicas, perdendo apenas para os Estados Unidos. Na grande maioria, a clientela é feminina. Outro aspecto a ser considerado é que, mesmo com uma grande crise na economia brasileira, o setor de higiene e cosméticos foi um dos únicos que cresceram, apresentando em 2015 um aumento em torno de 14%. Um dos cinco motivos listados pela Associação Brasileira da Indústria de Higiene Pessoal, Perfumaria e Cosméticos (2016) para tal crescimento é a necessidade de conservar uma impressão de juventude, o que decorre do aumento da expectativa de vida.

Corre-se atrás do corpo ideal para obter aceitação. Assim, se ter um corpo mais belo significa felicidade, abre-se o caminho para uma busca acrítica de fórmulas prontas e mágicas para modificar o corpo rapidamente e atender ao fascínio da beleza perfeita. Lança-se mão de cirurgias impróprias, dietas absurdas e exercícios despropositados, entre outros tipos de propostas ilusórias. E, mesmo que se aproxime do corpo vendido pela mídia, ao se acreditar que os problemas desaparecerão, apesar de todo o esforço feito a frustração persistirá. Em consequência, aflorarão o fracasso, a vergonha e a culpa, nossos conhecidos nas relações de opressão no mundo em que vivemos. Isso gera um sentimento de exclusão que dificulta o confronto com a derrota de não ter atingido esse ideal, conforme podemos constatar nas cada vez mais comuns e diversas psicopatologias relacionadas ao corpo (Ortega, 2008).

Falamos então de um culto ao corpo – a chamada corpolatria, tarefa de construir um corpo idealizado que envolve um alto nível de esforço físico e emocional, exigindo de maneira cada vez mais tirânica a contínua correção das chamadas insuficiências orgânicas.

As modificações corporais induzidas indicam que o corpo está tomando o lugar de "palco performático". De acordo com Ortega e Zorzanelli (2010, p. 76), "o corpo almejado e no qual devemos investir é o corpo controlado e os atributos corporais são a própria identidade a exibir o que somos".

Na perspectiva fenomenológica, em vez de "termos um corpo", "somos um corpo" (Ortega, 2008, p. 104). Sendo o corpo o meio de toda percepção e a experiência do corpo formativa do nosso ser e da nossa conexão com o mundo, ele precisa ser visto como nosso instrumento primordial, necessário à percepção, à ação e ao pensamento. Portanto, temos um corpo e o somos em sua totalidade, sem divisão nem alienação de partes. Segundo Shusterman (2012, p. 179),

> estamos, assim, sofrendo de uma (in)consciência corporal de proporções enormes, que por sua vez implica a não percepção do sentimento de unidade corporal e, por não levarmos em conta as sensações corporais, quando uma parte do corpo é percebida como objeto perde-se a sensação básica de unidade do corpo enquanto totalidade.

A dor na nossa sociedade não é mais vista como um fato existencial, mas como um dado fisiológico e patológico, sempre passível de medicalização. E, sendo a dor um dos elementos fundamentais nas modificações corporais impostas na busca do corpo perfeito, rumamos para a concretização da cultura da dessensibilização sensorial (Ortega, 2008). "*No pain, no gain*", expressão que inicialmente era utilizada no halterofilismo, passa a ser adotada em qualquer modalidade de atividade para a construção do corpo perfeito.

"Malhar", trabalhar o corpo, tornou-se o termo da moda. A "malhação" é feita em equipamentos, exigindo grande dose de disciplina nas sequências de exercícios com combinações de cargas, de caráter repetitivo, automático e em geral dolorido, visando ao aumento de grupos musculares isolados, baseando-se numa concepção absolutamente mecanicista do corpo humano. Segundo alguns fisiologistas (Carneiro, Lopes e Moreira, 2002), essa prática induz a lesões microscópicas agressivas, acarretando desequilíbrios nos músculos utilizados de forma contínua, os quais geram uma reação inflamatória, responsável pelas "dores musculares do dia seguinte"; as próprias lesões que o músculo sofre durante o exercício continuado promovem seu processo de alteração. A prática da tão propagada musculação, bem como do disputado *spinning* nas academias, em que se pedala em ritmo frenético, é um exemplo dessas provas de resistência física que, muitas vezes, levam a um esgotamento corporal. Sem falar do uso de anabolizantes promotores de hipertrofia muscular, com efeitos colaterais extremamente prejudiciais à saúde. Esses são alguns exemplos de vivências nas quais os limites do corpo não são mais percebidos. *No pain, no gain...*

Portanto, subjugar o corpo – sem escutá-lo, sem perceber seus claros limites e sua dimensão sensório-motora – é a palavra de ordem. Esse caráter disciplinar impositivo de submissão do corpo à dor passa a ser o meio utilizado para que se adquira o corpo ideal. Nesse sentido, a dessensibilização do corpo torna-se necessária para que este seja um objeto a ser usado e exibido.

Esse ideal de beleza conta ainda com uma espécie de fantasma extremamente desejado – o corpo magro –, o que promove uma luta contra o peso numa dimensão, muitas vezes, obsessiva e compulsiva. As mulheres são as que mais sofrem nos tempos atuais. Todas, mesmo as que não apresentam excesso de peso, desejam emagrecer, transformando esse anseio em seu principal objetivo. O olhar das mulheres para o mundo e para si próprias, constantemente, é o de quem está "tomando as medidas". Tudo que se come deve ser calculado pelo número de calorias. Vive-se a era das dietas inescrupulosas, com apelo ao emagrecimento rápido para se alcançar o corpo da mídia. É como participar de uma seita que fielmente recruta as mulheres em todos os territórios. Ter um corpo com formas singulares tornou-se objeto de recusa e até de repulsa. Com isso, permanece o triste legado a se carregar de que o corpo que temos não vale nada. Nós, mulheres, estamos vivendo numa prisão, administrada por nós mesmas, em que a pena a ser cumprida é a submissão à fome.

Obviamente, esse processo só poderia gerar interrupções das formas saudáveis de contato, pois não é possível viver num processo de abstenção continuada e, mais ainda, perseguir uma forma que não se possui. Não por acaso, temos atualmente o maior índice de patologias alimentares da história para pessoas com alimentação disponível: anorexia, bulimia e seu contraponto – o transtorno do comer compulsivo. Todas elas causam incidências extremamente agravadas em sérios problemas de saúde física e emocional, não só em adolescentes como em mulheres mais velhas. São corpos violentados que se justificam por uma sociedade que os violenta (Schillings, 2007).

Vivemos um paradoxo singular: num mundo onde o corpo esbelto constitui o pódio e a obesidade é motivo de rejeição, temos também, a cada esquina, o oferecimento de *fast-food*. Avesso da alimentação saudável, promove mensagens ambíguas e torturantes aos que acham que precisam passar fome.

Nosso corpo funciona melhor quando zelosamente buscamos guiar seu funcionamento; não pode ser entendido como mero objeto. Numa perspectiva fenomenológica cultural, a corporeidade é composta, de forma indissociável, de cultura e ser humano, sendo esse o princípio fundamental do corpo no seu estar no mundo. Assim, é necessário reconhecer que nossos corpos "são, ao mesmo tempo, fonte de existência e local de experiência [...] e que nossa corporeidade é nossa condição existencial fundamental" (Csordas, 2013, p. 292). Portanto, a corporeidade faz da carne uma realidade aberta ao mundo, como amplificadora da percepção. Por meio de seu "envelope corporal", torna-se lugar de negociação e mediação com o mundo. Falamos da dimensão material da corporeidade em uníssono com a construção simbólica. O corpo é um processo vivo, não confinado a seus limites físicos, mas aberto para o mundo (Gomes, 2011).

O corpo produz ações significativas visando ao ajustamento criativo no meio. Quando transformamos nossa corporeidade em um simples corpo-objeto, de acordo com os ditames da mídia, estamos perdendo as âncoras de sustentação do *self* em expansão. Passamos a introjetar aquilo que o mundo nos oferece sem discriminação e, consequentemente, sem capacidade de escolher; reside aí a inversão do afeto. Aprisionando a própria espontaneidade da corporeidade na confluência disfuncional com os ditames do meio, ficamos presos à – e ansiosos pela – aquisição de um corpo que precisa ser admirado pelo mundo e no qual devemos investir a qualquer custo, rejeitando até mesmo sua própria materialidade e subjugando-o a um domínio obsessivo. Resta-nos retrofletir nossas necessidades mais básicas e, por intermédio do controle, nosso egotismo torna-se cada vez mais exacerbado.

Segundo Ortega (2008, p. 180), "o corpo que somos e temos não é um objeto de controle e vigilância para uma construção midiática e espetacular; ele é o sujeito da experiência e da ação". A cultura da anestesia sensorial, auxiliada pelo alicerce do paradigma da estética visual na nossa sociedade contemporânea, faz que a imagem adquira o estatuto de experiência, transformando o corpo em algo descarnado.

A conhecida "fórmula" da neurose, descrita por Perls, Hefferline e Goodman (1997, p. 260) em nossa abordagem, mostra que "[...] a neurose é uma condição tanto do medo crônico quanto da frustração crônica". Nesta última, rumamos para a decepção e para a dor, não sendo possível nos envolver verdadeiramente conosco nem com o meio. As ações ineficientes, pois idealizadas, não alcançam seu objetivo e o medo torna-se recorrente. E, com a vivência do medo, a ansiedade se instala, evitando que a espontaneidade de nossa singularidade flua no encontro da construção de formas saudáveis no mundo. E o corpo, este indecifrável e indescritível movimento que é fonte de contato, fica preso, confuso e se perde nas inúmeras (im)possibilidades que a vida contemporânea estabelece...

Talvez possamos supor que o corpo na contemporaneidade, com todas as diferenças que, sem dúvida, estão alicerçadas no desenvolvimento da história da humanidade, parece carregar partes compostas pelos sentidos dessa história e que hoje se tornam um acúmulo de fragmentos das percepções corporais anteriores, montado como uma "caricatura" de todas as épocas – ele precisa ser belo, como na Grécia, porém não mais para competir em esportes olímpicos e se aproximar dos deuses, mas para ser exposto nas mídias; precisa ser dominado, como na Idade Média, porém não mais para a negação da sexualidade, mas, ao contrário, para a expressão e a exposição desta; precisa ser investigado e analisado de forma anatômica e biomecânica como no Renascimento e oprimido e manipulado como na Revolução Industrial, porém não mais para expressar o conhecimento científico ou para ser produtor da força do trabalho, mas para ser moldado de acordo com o ideal social de formas preestabelecidas pelos aspectos midiáticos e de consumo da atualidade.

O corpo hoje continua sob intensa vigilância, e essa nova versão parece reciclar as antigas, reorganizando-as em torno do eixo das aparências (Sibilia, 2012). E, dessa forma, corremos o risco de nos transformar em Frankensteins da História.

Torna-se, portanto, imprescindível que possamos perceber limites e possibilidades nos acordos necessários à nossa forma de estar no mundo. Sem prejuízo a nós mesmos, podemos fazer ajustamentos criativos, a fim de que não nos distanciemos nem de nós e nem do mundo, já que é a partir dele que existimos. Precisamos encontrar o outro pela necessidade de estar junto, e não pelas aparências e pela exposição; não pela atração e pela rejeição, mas pelo encantamento do coexistir. E, por meio da assimilação daquilo que nos é saudável, poderemos compor um mosaico de formas que contemplem a nossa singularidade na generalidade do mundo.

Termino citando o saudoso Eduardo Galeano (1994, p. 138): "A Igreja diz: o corpo é uma culpa. A Ciência diz: o corpo é uma máquina. A publicidade diz: o corpo é um negócio. E o corpo diz: eu sou uma festa".

REFERÊNCIAS

Associação Brasileira da Indústria de Higiene Pessoal, Perfumaria e Cosméticos (Abihpec). "Panorama do setor de HPPC 2016". 2016. Disponível em: <https://www.abihpec.org.br/novo/wp-content/uploads/2016-PANORAMA-DO-SETOR-PORTUGU%C3%8AS--14jun2016.pdf >. Acesso em: 5 maio 2017.

Carneiro, A. L.; Lopes, T.; Moreira, A. L. "Mecanismos de adaptação ao exercício físico". Porto: Faculdade de Medicina do Porto, 2002. Disponível em: <https://pt.scribd.com/document/51704847/FMUP-mecanismos-de-adaptacao-ao-exercicio-fisico>. Acesso em: 5 maio 2017.

Csordas, T. "Fenomenologia cultural corporeidade: agência, diferença sexual e doença". *Educação*, v. 36, n. 3, Porto Alegre, set.-dez. 2013, p. 292-305.

Galeano, E. *As palavras andantes*. Porto Alegre: L&PM, 1994.

Gomes, A. C. A. *Campo e contracampo do corpo: o encontro com o outro no filme Lavoura Arcaica*. São Paulo: Annablume, 2011.

Merleau-Ponty, M. *Fenomenologia da percepção*. São Paulo: Martins Fontes, 1999.

Ortega, F. *O corpo incerto: corporeidade, tecnologias médicas e cultura contemporânea*. São Paulo: Garamond, 2008.

Ortega, F.; Zorzanelli, R. *Corpo em evidência: a ciência e a redefinição do humano*. Rio de Janeiro: Civilização Brasileira, 2010.

Peres, M. *Corpo em obras: um olhar sobre as práticas da cidade*. São Paulo: Annablume, 2014.

Perls, F., Hefferline, R.; Goodman, P. *Gestalt-terapia*. São Paulo: Summus, 1997.

Rodrigues, A. C. J. "Corpo, molde e movimento: a moda na dança contemporânea". In: Siqueira, D. C. O. (org.). *O corpo representado: mídia, arte e produção de sentido*. Rio de Janeiro: Ed. da Uerj, 2014.

Schillings, A. "A anorexia sob a ótica da Gestalt-terapia". In: Fukumitsu, K. O. (org.). *Transtornos alimentares: uma visão gestáltica*. Campinas: Livro Pleno, 2007.

Shusterman, R. *Consciência corporal*. São Paulo: É Realizações, 2012.

Sibilia, P. "Imagens de corpos velhos: a moral da pele lisa nos meios gráficos e audiovisuais". In: Couto, E. S.; Goellner, S. V. (orgs.). *O triunfo do corpo: polêmicas contemporâneas*. Petrópolis: Vozes, 2012.

SOCIEDADE BRASILEIRA DE CIRURGIA PLÁSTICA (SBCP). "De acordo com a Isaps, Brasil lidera ranking de cirurgias plásticas no mundo". 2014. Disponível em: <http://www2.cirurgiaplastica.org.br/de-acordo-com-a-isaps-brasil-lidera-ranking-de-cirurgias-plasticas-no-mundo/>. Acesso em: 5 maio 2017.

As autoras

ANGELA SCHILLINGS

Mestre em Psicologia pela Universidade Federal de Santa Catarina (UFSC). Especialista em Psicologia Clínica pelo Conselho Federal de Psicologia (CFP). Gestalt-terapeuta pelo Centro de Gestalt-terapia de São Paulo. Diretora e coordenadora técnica do Centro Comunidade Gestáltica – Clínica e Escola de Psicoterapia, em Florianópolis (SC). Professora do Departamento de Psicologia da UFSC desde 1982. Editora-geral da revista eletrônica *Aw@re*. Autora de artigos e capítulos de livros sobre Gestalt-terapia. Gestalt-terapeuta de adultos em suas várias modalidades de atendimento há 35 anos e responsável pela formação de Gestalt-terapeutas desde 1989.

angela@comunidadegestaltica.com.br
www.comunidadegestaltica.com.br

CLAUDIA BAPTISTA TÁVORA

Psicóloga e mestre em Psicologia pela Universidade do Estado do Rio de Janeiro (Uerj). Especialista em Psicologia Clínica pelo Conselho Federal de Psicologia (CFP). Graduada no Programa de

Treinamento em Sistemas Íntimos aplicado a Casais, Famílias e outros Pequenos Sistemas do Gestalt International Study Center (GISC). Psicoterapeuta em prática clínica de consultório com adultos, jovens adultos, casais e famílias no Rio de Janeiro (RJ) desde 1988. Psicóloga concursada pela Fundação Municipal de Saúde de Niterói. Atuante em saúde mental e em saúde pública desde 1992. Coordenadora e supervisora de psicologia em equipe multidisciplinar de saúde. Professora colaboradora de cursos de pós-graduação/especialização em Gestalt-terapia. Ex-membro do corpo editorial da *Gestalt Review*, publicação do Gestalt International Study Center. Autora de publicações nacionais e internacionais sobre as relações entre a teoria e a prática da psicoterapia no contexto da saúde mental, subjetividade e cultura; a teoria do *self* e os processos individuais e coletivos; e a interface com outros discursos e sistemas de saber contemporâneos.

claudia.tavora@uol.com.br

LILIAN MEYER FRAZÃO

Uma das pioneiras na abordagem gestáltica no Brasil, é mestre em Psicologia Clínica pelo Instituto de Psicologia da Universidade de São Paulo, professora do Instituto de Psicologia da USP e do Instituto Sedes Sapientiae, colaboradora em treinamentos de Gestalt-terapeutas no Brasil e no exterior, autora de artigos em revistas e responsável pela tradução de artigos e livros de Gestalt-terapia para o português. Co-organizadora e autora da Coleção Gestalt-terapia: fundamentos e práticas (4 volumes publicados); coautora do livro *25 anos depois: Gestalt-terapia, psicodrama e terapias neo-reichianas*; autora do capitulo "Gestalt-terapia" na coleção Psicoterapias da revista *Mente e Cérebro*; co-organizado-

ra e autora do livro *Gestalt e gênero*. Palestrante em congressos nacionais e internacionais. Sócia-fundadora e ex-membro da diretoria da International Gestalt Therapy Association (IGTA), além de fundadora da Associação Brasileira de Psicoterapia (ABRAP), do Espaço Thérèse Tellegen e do Centro de Estudos de Gestalt de São Paulo.
lilian.frazao@uol.com.br

MARIA ALICE QUEIROZ DE BRITO (LIKA QUEIROZ)
Psicóloga e Gestalt-terapeuta. Mestre em Psicologia Social pela Universidade Federal da Bahia (UFB). Especialista em Psicologia Clínica pelo Conselho Federal de Psicologia (CFP). Especialista em Psicologia da Personalidade e Psicologia do Desenvolvimento pela Universidade Federal do Rio de Janeiro (UFRJ). Professora do Instituto de Psicologia da UFB. Fundadora e codiretora do Instituto de Gestalt-terapia da Bahia. Membro do corpo docente de Institutos de Gestalt-terapia no Brasil e em Sevilha. Criadora da metodologia "Reconfiguração do campo familiar: um enfoque transgeracional em Gestalt-terapia". Pioneira no trabalho com caixa de areia na abordagem gestáltica no Brasil. Autora de capítulos em livros diversos. Palestrante em congressos nacionais e internacionais de Gestalt-terapia. Membro da comissão organizadora do XV Encontro Nacional de Gestalt-terapia e do XII Congresso Brasileiro da Abordagem Gestáltica.
likaqb@uol.com.br

MÔNICA BOTELHO ALVIM
Gestalt-terapeuta formada em Brasília com Jorge Ponciano Ribeiro. Cofundadora do Instituto de Gestalt-terapia de Brasília.

Vive no Rio de Janeiro, onde é professora associada do Instituto de Psicologia e membro do Programa de Pós-Graduação em Psicologia da Universidade Federal do Rio de Janeiro (UFRJ). Docente em diversos cursos de especialização em Gestalt-terapia no Brasil. Pesquisa a situação contemporânea e as dimensões teórico-metodológicas da clínica gestáltica em contextos psicoterápico e comunitário, por meio de um diálogo interdisciplinar com a fenomenologia e a arte contemporânea, tendo Merleau--Ponty como autor principal no campo da filosofia. É autora de *A poética da experiência: Gestalt-terapia, fenomenologia e arte* e coautora do livro *Clínica de situações contemporâneas: fenomenologia e interdisciplinaridade*, assim como de capítulos e artigos em Gestalt-terapia, no Brasil e no exterior.

mbalvim@gmail.com

SELMA CIORNAI

Psicóloga, doutora em Psicologia Clínica (pela Saybrook University/Universidade de São Paulo), mestre em Arteterapia, Gestalt-terapeuta pelo Instituto de Gestalt de San Francisco (EUA). Docente da especialização em Gestalt-terapia do Instituto Sedes Sapientiae de 1984 a 2004 e professora colaboradora dessa instituição desde então. Cofundadora do Instituto Gestalt de SP, é professora convidada em institutos de Gestalt no Brasil e no exterior. Com artigos em revistas nacionais e internacionais, tem ministrado os cursos "Arteterapia gestáltica para psicoterapeutas", "Mitologia pessoal", "Abordagem gestáltica no trabalho com grupos e comunidades" e "Gestalt-terapia, física quântica e paradigmas de campo", os quais revelam seus interesses atuais, além de módulos teóricos e de instrumentação na formação de Gestalt-terapeutas.

Atua, ainda, como coordenadora de grupos de estudos no Rio de Janeiro e como psicoterapeuta de jovens, adultos e casais em sua clínica em São Paulo.

sciornai@terra.com.br

www.gruposummus.com.br

IMPRESSO NA GRÁFICA sumago
sumago gráfica editorial ltda
rua itauna, 789 vila maria
02111-031 são paulo sp
tel e fax 11 **2955 5636**
sumago@sumago.com.br